Carolina Bohórquez

Sanando

La fibromialgia, el cáncer y las enfermedades dolorosas

Infinita y universal

2022

infinitayuniversal@gmail.com

carolinabohorquezes@gmail.com

*"También a mí me dan miedo las estrellas
y todas esas cosas
que no se abarcan o no se acaban nunca"* (1).

Miguel Delibes

Contenido

Infinitas gracias 9

Acercándonos 11

1. A mí también me dan miedo todas esas cosas 13

   1.1. Explorando la medicina tradicional 13

   1.2. El sufrimiento es opcional 19

2. Lo que me trajo hasta aquí 21

   2.1. La percepción de un medio hostil 21

3. El viaje hacia la exploración 25

   3.1. Abandono la búsqueda, para encontrarme en lo que es .. 25

   3.2. Re-uniendo en el camino 26

4. Desanudando y re alineando 29

   4.1. Desanudando 29

   4.2. Duele vertiginosamente 32

   4.3. Somos una sola red 38

5. Explorando el dolor (Dra. Adiela Nariño) 43

    5.1. Des*anudando*, desde la medicina bioenergética 43

    5.2. Concepto de ciencia 44

    5.3. Alergia y *Anergia* 45

    5.4. *Radiación* Ionizante 46

    5.5. Cortocircuitos *orgánicos* 47

6. La re-*significación* del dolor (Dra. Adiela Nariño) 49

    6.1. El dolor, una estrategia biológica *inteligente* 49

    6.2. El dolor como grito del cuerpo 51

    6.3. Mirando de *frente* al dolor 54

7. Sanando el cuerpo y el alma 57

8. Re-*conociendo* el valor del sentido 77

9. Habitando mi cuerpo en *armonía* 83

    9.1. Habitándome y expresando mi *ser, conclusiones* 85

Referencias bibliográficas 87

Infinitas gracias

A ti, por re**unirnos** en el mismo sentir y por tu apertura sensible hacia la exploración.

Al saber *ser* en unidad, por la inspiración para este compartir por medio de sus infinitos recursos desplegados en la vida, quien transcurre en su *sentido* mayor.

A la vida por su permanente m*editación*.

A la meditación, por su flujo permanente de inspiración, soplo y *sensibilidad* emanada desde su vertiente de *sabiduría* más sutil.

A cada uno de los seres con los que me he relacionado por pro*moverme* y nutrir mis raíces, haciendo uso de sus recursos más sutiles hasta los más profundos e intensos, desde su infinita fuente de *amor*.

Gracias Dra. *Adiela Nariño* y Dr. *Santiago Rojas*, por su luz, sus invaluables aportes y en especial por su generosidad sin medida.

Acercándonos

Comienzo abordando este tema diciéndote, con total certeza y honestidad después de haber emprendido este viaje, que todo proceso de vida tiene un sentido más expansivo y una dirección más amplia de lo que en principio se percibe. Que sí es posible la sanación integral porque la estoy experimentando, determinada por tu voluntad, por la apertura hacia la exploración de tus recursos y el de todo tu potencial natural, haciendo uso e integrando los medios disponibles que la facilitan.

Este sentir, que surgió como una intuición, fue el que me motivó en el momento más crítico del proceso, en el que me vi frente a la posibilidad de la inmovilidad corporal permanente, a explorar los caminos que se me *presentaban*; así, con todo su significado asociado al *presente* y al *regalo*, siendo guiada por el dolor, quien cobra sentido en la percepción del sentir mayor.

En el momento en el que escribo este libro, siento que el trayecto en este proceso cada vez se hace más corto, habiendo dejado atrás, hace un par de años, el dolor más intenso y desgastante en su conjunto que irradiaba y vibraba de manera permanente.

Ahora sigo recordándome escuchar y acompañar cada parte de mi cuerpo y de mi ser, guiada por la experiencia dolorosa que me indica por donde seguir, avanzando ya sin la intención de sufrimiento, sino con la alegría, aunque duela, de la sanación desde la sana *acción* y el re***conocimiento***.

1. A mí también me dan miedo todas esas cosas

Desde la honestidad y la certeza de que la negación o la ignorancia, es decir, que el negar o ignorar algo, no confirma la existencia o posibilidad del mismo sino que solo delimita mi campo de experiencia acerca de esto, dejándome en el mismo lugar o estado de consciencia, puedes confiar en que la intención de este libro es facilitar el re-*conocimiento* vital interno de toda tu capacidad sanadora y creadora, a través de todos los medios que han sido facilitadores y de utilidad a lo largo del proceso de sanación, de la fibromialgia en mi caso, y como podrás evidenciar también del dolo, el duelo, o las dolencias asociadas a cualquier enfermedad, incluyendo el cáncer, haciendo énfasis en la actividad que sigo llevando a cabo a diario, así como en los medios y recursos de mayor incidencia.

1.1. Explorando la medicina *tradicional*

Para comenzar, con relación a la exploración desde la visión y perspectiva de la medicina tradicional, voy a hacer uso de unos apartes de la Guía de debut en fibromialgia, que publicó durante 2015 la asociación de divulgación de España en esta especialidad y que me pareció, por primera vez, que abordaba el tema de manera integradora, consciente, empática y muy inspiradora, con relación al amplio espectro que abarca el contexto de cualquier afectación manifiesta a nivel físico (2), que puedes descargar en el enlace que relaciono en la bibliografía, así como todos los recursos que mencionaré en este libro.

En sus primeras páginas, al abordar directamente el tema, comienza con esta hermosa frase que quiero resaltar:

"También a mí me dan miedo las estrellas

y todas esas cosas que no se abarcan o no se acaban nunca" (3).

Miguel Delibes

Continúa haciendo una descripción general, que va evidenciando a lo largo de la lectura la amplitud del tema a tratar:

"...Es una enfermedad frecuente que se caracteriza por la existencia de muchos síntomas juntos al mismo tiempo. El síntoma cardinal es el dolor generalizado del aparato locomotor, es decir, músculos, ligamentos y articulaciones, pero se acompaña también de cansancio importante, alteraciones del sueño, pérdida de concentración y memoria, ansiedad y tristeza, entre otros (tabla 1)." p. 15

Durante el desarrollo del contenido, que resumo en los siguientes párrafos, deja en evidencia la necesidad de indagar e integrar nuevas visiones y perspectivas desde diferentes áreas, como ha venido sucediendo en todos los campos de exploración humanos como la ciencia, la física, la tecnología, la educación, etc.:

*"...Probablemente vienes de sufrir un peregrinaje en el cual muchas dudas y miedos han encontrado acomodo en tu interior. Pues bien, nuestra intención al confeccionar esta guía ha sido la de facilitarte una serie de conceptos claros que puedan ayudarte en el día a día con ésta tu nueva compañera de viaje. Puedo adelantarte que hoy tu situación es mejor que ayer. **Ya no luchas contra un fantasma, ya tenemos a qué enfrentarnos** ..." p. 8*

*"...En realidad, cualquier acontecimiento estresante en tu vida puede actuar como desencadenante y es frecuente ver cómo un accidente, una cirugía, **una agresión**, la menopausia, un problema laboral o un problema personal, entre otras cosas, pueden actuar como desencadenantes de un brote o de un aumento de los síntomas. Claro está, **cuanto más tiempo dure** y más intenso sea el desencadenante **mayor será la influencia que ejerce sobre tu vida** ..."p.17*

"...Tabla 3. Diagnóstico de la fibromialgia

- *» Se hace por los síntomas, y no por exclusión de otras enfermedades*
- *» **La exploración física no aporta más información añadida***
- *» **No son necesarios análisis ni otras pruebas***
- *» La existencia de fibromialgia no excluye otras enfermedades asociadas*
- *» La presencia de otras enfermedades no excluye la fibromialgia asociada ... p. 18*

"...Tienes que tener muy en cuenta que para la fibromialgia no existe un tratamiento curativo, por lo que las expectativas

deben ir dirigidas a mejorar tu situación general y evitar que la enfermedad vaya progresando con el paso del tiempo ..." p.19

"...Pero el impacto de la fibromialgia no solo se limita a la salud, también puede afectar a otras esferas de tu vida.

*En el aspecto personal, es decir, la vida familiar, relaciones con la pareja, los hijos/as o con amistades, el impacto de la fibromialgia puede ser muy importante. Se conoce desde hace tiempo que todos **estos aspectos de la vida** del/la paciente con fibromialgia **se encuentran empobrecidos, y contribuyen notablemente a la percepción de mala calidad de vida que tienen**.*

El impacto en la vida laboral también es considerable ..." p. 22

*"...El modelo biopsicosocial es un modelo o enfoque participativo de salud y enfermedad que postula que el factor biológico, el psicológico (**pensamientos, emociones y conductas**) y los factores sociales, desempeñan un papel significativo de la actividad humana en el contexto de una enfermedad o discapacidad. De hecho, **la salud se entiende mejor en términos de una combinación de factores biológicos, psicológicos y sociales y no puramente en términos biológicos** ..."* p. 31

*"...Dentro de los diferentes enfoques psicológicos, uno de los más recomendados en fibromialgia, porque trabaja desde un enfoque científico, con probada evidencia, es el denominado enfoque cognitivo-conductual. No se trata de ninguna terapia pasiva; desde este enfoque **se entiende que la persona es el agente de su salud y enfermedad***

*"...Es conocido que ante la percepción dolorosa, nuestros pensamientos pueden actuar como amplificadores o atenuadores de la sensación de dolor ...Igualmente, el aprendizaje de técnicas que contribuyen a disminuir la respuesta fisiológica como **la respiración, la relajación, la meditación o la visualización** pueden ser de gran ayuda para la disminución de la ansiedad ..." p. 33*

*"...A lo largo de nuestra vida, culturalmente, nos enseñan a ocultar emociones tanto agradables como desagradables, y sin embargo, en la actualidad se conoce la importancia de identificar y expresar estas emociones, regulándolas y canalizándolas. **La emoción desagradable debe entenderse como una señal que me indica que debo realizar algún ajuste en mi organismo**. Hay que escuchar a la emoción, hay que identificarla. Igualmente, numerosos estudios ponen de manifiesto que la inhibición emocional provoca un incremento de sintomatología, dado que **aquello que no se expresa se acaba somatizando** ..." p. 34*

*"...Se ha comprobado que una única sesión de actividad física en agua termal, **tai-chi** o baile/danza de bajo impacto tiene un efecto inmediato ...*

» Evita llevar un estilo de vida sedentario.

» El ejercicio físico es uno de los tratamientos no farmacológicos más recomendados que debes utilizar para afrontar tu enfermedad, tanto por los beneficios que produce, como por la falta de efectos secundarios perjudiciales, si se realiza de forma adecuada y progresiva.

» El ejercicio aeróbico es el más recomendado, junto con el fortalecimiento muscular.

» Elige una actividad física que te guste y puedas incorporarla de forma fácil a tu vida.

» Actividades como caminar o ejercicio en el medio acuático pueden ser efectivas. No se aconseja el ejercicio de alta intensidad..."

» "...Es importante que mantengas unos hábitos posturales correctos para prevenir la sobrecarga del aparato locomotor.

» Evita la postura forzada de la columna vertebral.

» Una alimentación sana asegura el mantenimiento de un peso saludable, imprescindible para mejorar la sintomatología de tu enfermedad ... p. 67

"...Es común que los/as pacientes con fibromialgia padezcáis además algún otro problema clínico, por ejemplo **dolores de cabeza, dismenorrea, trastorno temporo-mandibular, fatiga crónica, síndrome del intestino irritable, trastornos gastrointestinales, cistitis, endometriosis** ..." p. 77

"...Aunque se desconoce el origen de la fibromialgia, la evidencia disponible sugiere que **hay algún tipo de alteración en el sistema nervioso central que es responsable del aumento en la sensación de dolor.** Algunos/as expertos/as indican que **la fibromialgia es un intento fallido del sistema nervioso autónomo para adaptarse a un medio ambiente hostil...**" p. 79

"...FUTURO, ESTADO DE LA INVESTIGACIÓN:

"El dolor es inevitable,

pero el sufrimiento es opcional".

Buda

*...Actualmente, contamos con una amplia literatura científica sobre muchos de los aspectos de esta patología, pero **la investigación no se detiene** y cada día estamos interesados en saber un poco más, con el fin de poder ayudar de forma más eficaz a todas las personas que sufren tu mismo problema..."p. 75*

1.2. El sufrimiento es *opcional*

Teniendo en cuenta estos apartes, y con relación a mi proceso, puedo afirmar hasta aquí que el desarrollo de nuestra vida, así como lo que hemos percibido y relacionado a través de sus múltiples sucesos, tiene una incidencia primordial en la manifestación de estas afectaciones a nivel corporal y bioenergética, siendo que, como lo describe la guía, la percepción de "un medio hostil" termina somatizándose, "al ser la persona el agente de su salud y enfermedad" y, aplicando el mismo principio, el cual he confirmado a través de mi exploración y experiencia, así mismo también **es el agente determinante de su propia sanación**, siendo este libro una invitación a comenzar y avanzar en este **pro***ceso*.

2. Lo que me trajo hasta *aquí*

2.1. La percepción de un medio *hostil*

Desde la gestación y durante el transcurso de los primeros años actuamos como agentes receptores del medio, recibiendo de éste todo lo que emite y, como esponjas, percibimos, asimilamos y apropiamos fundamentos y conductas, o formas de conducir nuestra experiencia vital, que en su momento consideramos apropiadas y consecuentes con relación a lo que interpretamos que en adelante "se trataría la vida", o "me trataría la vida".

Si la percepción es de total beneficio, fluidez y alegría, de la misma manera y en correspondencia será experimentada a lo largo del tiempo.

En el caso de la percepción de un medio hostil, la conducta asimilada estará auto dirigida hacia la defensa desde la sensación permanente de miedo, esfuerzo y emociones asociadas, generando que en consecuencia el estado anímico permanezca en alerta a la espera de eso amenazador que, con el tiempo, sobrecargará el sistema nervioso y desencadenará, si no es corregida, afectaciones diversas con relación a la permanencia en ese estado.

Siendo los agentes determinantes de nuestra propia experiencia, puedo afirmar también que re**creamos** o re**producimos** a lo largo de nuestra vida, de manera inconsciente o consciente, los escenarios, eventos, o las situaciones correspondientes a cualquiera de los dos estados de percepción, desde la pulsación vital asimilada y emitida que, así mismo, puede ser re**configurada** al tomar consciencia de ello.

El propósito, si se quiere ver así, con relación a las dos circunstancias de percepción, tiene que ver con el desarrollo y el fortalecimiento de las bases, principios y fundamentos propios que, como en el caso de cualquier otra semilla, nutren las raíces que nos sostendrán en adelante, a partir de la sustancia que se ha asimilado del medio en donde ha germinado, para luego dar de sí su fruto único y diferenciado.

En mi caso y en sintonía, o *correspondencia*, con el mismo proceso de vida asociado al lugar en donde nací, que involucra "el hogar", la ciudad, el país, el continente, el momento, etc., desde los primeros meses de vida hasta los primeros años de adultez, tuve experiencias repetitivas de violencia, abuso e indiferencia, que luego vi reproducidos en los escenarios laborales y de relaciones cercanas, que fui creando desde entonces y hasta hacerme consciente de ello, gracias al estado crítico y de posible inmovilidad permanente al que llegué; es decir, al que me vi enfrentada o retada a aceptar y asumir, o cambiar, superar y trascender.

Por esto desde muy temprana edad comencé a manifestar una serie de afectaciones físicas, que ahora puedo ver y relacionar con los sucesos del momento como, por ejemplo, una adenoides que desarrollé alrededor de los cinco años, que conllevó la operación de amígdalas y que evidenciaba mi deseo interno de "no querer seguir escuchando y callando";

así como una repetida infección en los riñones que, desde la **biodescodificación** de la enfermedad, recurso que abordaremos más adelante, se relaciona con la ausencia o el abandono de la figura materna, en mi caso percibida durante ese año, así como las demás asociadas a la fibromialgia.

Fue esta última la amorosamente desencadenante en mí de la exploración encaminada hacia la sanación, que me hizo evidenciar el sentido, la dirección y el propósito de lo experimentado hasta el momento, para tomar consciencia, definir y configurar un nuevo sentido y sentir acerca de lo que "se trata la vida".

Esas experiencias fueron fundamentales, porque a través de ellas pude darme cuenta y evidenciar las infinitas posibilidades y opciones de las que dispone el ser humano para su *bien estar*, estando en capacidad de modificar, re**configurar** y trans**formar** lo que, de acuerdo a su elección y determinación, sea necesario o requerido.

Así es que en esta reciente etapa, y gracias a la integración de diversos enfoques y exploraciones, pude reconocer que el proceso de la vida involucra cuatro etapas principales: la primera se centra en la expresión, la segunda en la experimentación, la tercera en la integración y la cuarta en la trascendencia de todo el saber re*unido* a lo largo del tiempo; es decir, **re-unido** durante los sucesos o las circunstancias que nos facilitan re-conocer los diferentes aspectos de nosotros mismos, desde lugares o perspectivas diferentes; un *saber ser* que estamos invitados a com**partir**, habiendo re**conocido** todos nuestros infinitos recursos, capacidad y potencial, siendo que la vida es una permanente práctica y *reconfiguración*, o actualización del estado de consciencia que tiende de manera permanente a la **evolución individual** y *co-operativa*.

3. El viaje hacia la exploración

3.1. Abandono la búsqueda, para *encontrarme* en lo que es

Esta fue la sensación origen frente a la situación crítica que mencioné, aún sin comprender la amplitud de su significado.

En ese momento aceptaba el dolor, que parecía entonces permanente y aceptaba el hecho de la soledad durante el proceso, porque seguiría sucediendo en mi cuerpo. De la misma manera re**conocía** que la sensación de empatía no provendría de lo percibido del entorno, sino de mi propia valoración con relación a la existencia, asumiendo así el reto de crear el medio adecuado de sustento, de acuerdo a lo disponible y a las condiciones.

Lo que sé ahora, con relación a esa decisión, es que elegí aban**donarme** en el *saber ser* en unidad que conoce mi camino, porque **soy este**. Por ello me abrí a la experiencia de que el dolor fuera mi guía en *soledad*, en este proceso que me traería luz y consciencia acerca de mis infinitos recursos, capacidad y potencial a través de la vía de la *intención*, o de la tensión interna permanente e indivi*dual* humana, para su trascendencia y continua evolución.

3.2. Re-*uniendo* en el camino

Así es que, en algún punto que iba precipitándose hacia lo crítico, estuve ojeando libros por distracción, llamando mi atención uno de ellos titulado: Escucha a tu cuerpo, Es tu mejor amigo en la Tierra, de Lise Bourbeau (4), que me llevó luego a ampliar esta información en su libro: Obedece a tu cuerpo (5), que, en ambos casos, aborda y explica de manera muy clara el propósito, el contexto y el significado de las enfermedades.

Ahora sé que a esta especialidad se le llama **biodescodificación** y que es una de las vías de estudio de la medicina alternativa, centrada en abordar el origen emocional de la enfermedad y su significado, proponiendo la forma de sanar a partir de esta causa raíz, así como su prevención a partir de la educación emocional.

En su momento me sorprendió y me produjo una gran sensación de alivio al ayudarme a comprender la raíz de algunas de las manifestaciones físicas que había experimentado, pero como no encontré en su contenido información acerca del contexto del dolor corporal en su totalidad, al que años después se le daría el nombre de fibromialgia, así como tampoco, a nivel de medicina tradicional, se le había atribuido una explicación, un origen, una base o sustento más allá de lo psicológico, tema que también se asociaba con una "distorsión de la realidad", los guardé y olvidé.

Desde entonces y estando consciente de la implicación en el desarrollo de una enfermedad a partir de este saber, hice un cambio en mi rutina, o mejor, en mis rituales diarios, comenzando por una alimentación para **el *bien estar*,** así como la implementación de la práctica de ejercicio a diario, usando como medio el Pilates con balón, y la búsqueda de material que me ayudara a seguir ampliando esta consciencia de *saber ser*.

Hace unos años recibí un mensaje, como siempre en el instante en el que se está listo para el siguiente paso, con un vídeo instructivo de **Tai Chí** para realizar en posición sentada (6).

El taichí es una actividad popular, en especial en China, debido a sus movimientos lentos y fluidos, así como a que en la actualidad es considerada una práctica físico-espiritual que incrementa el *bien estar*, siendo también una técnica de **meditación** en movimiento.

Al comenzar a realizar esta práctica, dejando atrás el Pilates al no disponer del espacio suficiente para ello, noté que el dolor que sentía de manera permanente se iba reduciendo, en la medida que aumentaba la frecuencia, la repetición, el estiramiento y el tiempo manteniendo cada postura, aunque doliera con intensidad profunda.

Unos meses después recibí también el amoroso regalo de otro vídeo instructivo, esta vez de **Yoga Namaskar** (7), realizado por uno de los guías espirituales más reconocidos, en donde explica con claridad la importancia de la alineación correcta y natural de la columna, que implica también la reconfiguración natural de los músculos, ligamentos y demás estructuras, para el correcto funcionamiento de todo el sistema del vehículo corporal en su conjunto.

La práctica de estas posturas también se enfoca en la mejora de la salud, la prevención de enfermedades y el *bien estar* físico-espiritual, siendo de igual manera una técnica de meditación en movimiento.

Al intentar llevar a cabo la postura central evidencié que, en primera instancia, no me era posible mantener la planta de los pies en el suelo, situación que se convirtió para mí en el norte, el faro y de alguna manera la meta, encaminada hacia la *re*-alineación y la *re*-configuración *natural* e integral, es decir, al **restablecimiento** del *bien estar* físico-espiritual, por medio de la cual he venido también *re*-conociendo todo el potencial humano integrador del *Ser* que, en co**rrespondencia**, elegí explorar y com*partir*.

Pude entonces evidenciar la relación y la *inter*conexión de todas las partes en su conjunto integradas en el ser espiritual y su vehículo corporal, a través del cual manifiesta su sentido, dirección y propósito de ex*presión* pura y plena, siendo esta la invitación a *des*cubrir también en ti.

4. Desanudando y re *alineando*

4.1. Des*anudando*

Fue el tema que elegí para la construcción de una pieza artística, bajo cierta "presión" o impulso, en el momento en el que involucré la decisión consciente de "comenzar de nuevo", desde un punto cero que me facilitaría en adelante recordar mi estado de *bien estar* natural.

Siendo que cada evento que elegimos experimentar como tensionante, o de tensión interna, es un evento que nos pro*mueve* a fortalecer nuestras bases, el escenario que creé para su desarrollo en este caso y de manera inconsciente, se dio por medio de la oportunidad de participar en un programa de formación en arte, que requería el hacer uso de las "afectaciones" propias para la configuración de una pieza final.

Cuando elegí el tema me obsesionaba la idea de involucrar la imagen de la columna vertebral, que dejaría pasar un halo de luz y se sostendría por siete lazos dorados; una imagen que sigo sin comprender con claridad hasta el momento, pero que, al recordar el proceso y el resultado de la pieza años después, me sigue aportado elementos *"reveladores"* como, por ejemplo, su *configuración* mediante la superposición de capas de imágenes que permiten pasar la luz, que relaciono ahora con las diferentes situaciones, eventos o momentos en el tiempo, que facilitan tomar consciencia o darse cuenta del *proceso*, siendo también esta una de las invitaciones para *ti:* ver y dejar pasar la luz de todo tu *saber ser*, que has hecho consciente a lo largo de tu camino de vida.

Con relación al cuerpo y su estructura natural, de manera reciente evidencié que lo que hice a lo largo del tiempo de manera repetitiva y como resultado de las experiencias percibidas como estresantes, o de tensión interna, fue ir generando la contractura total de la **fascia**, es decir, del tejido conectivo que se encuentra interconectado debajo de la piel y que mantiene nuestro cuerpo unido en su interior, de la cual hasta ahora se comienza a difundir información con relación a las recientes investigaciones y que abordaremos más adelante, así como contracturas en los músculos, de manera general, que a su vez terminan comprimiendo e inclinando las vértebras, los discos intervertebrales y la estructura ósea, causando el apretamiento de los nervios y la afectación de los órganos involucrados.

También, gracias al saber del Yoga, comprendí que la columna vertebral cumple una función, además de la estructural, de recepción de toda la información del sistema universal, realizando una intercomunicación entre la estructura geométrica del cosmos y la corporal, siendo una red hipersensible que debe permanecer alineada para su correcto y natural funcionamiento. De acuerdo a este conocimiento, la red corporal está constituida por 72.000 **nadis**, o canales, conectados por 114 **chakras**, o puntos energéticos.

Los nadis, "tubos o canales" al transcribirse del sánscrito al español, son canales de energía en el sistema humano, a través de los cuales circula el "prana", o energía, por nuestro cuerpo sutil.

Con relación a este tema y con el fin de ampliar la información, les comparto el texto acompañado por la imagen publicada por Cristina Herrero Puig, profesora de yoga y meditación (8).

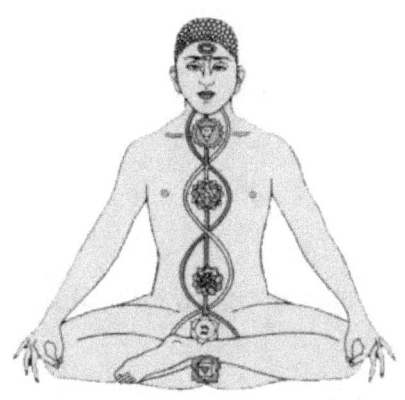

"... La fisiología yóguica se basa en la observación introspectiva de los procesos que se desarrollan en el cuerpo, y en la circulación de las energías en éste. En lo relativo al pranayama, este método era sin duda alguna el único del que disponían los yoghis para percibir y estudiar en su organismo las corrientes sutiles de prana.

Observemos, por ejemplo, que hay dos maneras de descubrir el nervio ciático. El método occidental consiste en disecar un cadáver y seguir el trayecto del nervio en toda su longitud. El otro método es el que utilizan las personas que sufren ciática: "sienten" el trayecto del nervio a lo largo del muslo y hasta el extremo del pie, porque el nervio está irritado. Los yoguis, al desarrollar su poder de percepción interna, perciben el trayecto de la circulación de energía en su organismo a lo largo de los nadis. Todo su conocimiento del cuerpo sutil se basa en esta observación interior: a partir de ella los han representado gráficamente.

Entre el gran número de nadis que sirven de conductos de prana, se citan 72 como los más importantes. Entre éstos, 10 son los principales:

Ida, Pingala y el tercer Sushuma. Ida está situada en la región izquierda, Pingala a la derecha, y Sushuma en el medio.

Gandhari acaba en el ojo izquierdo. Hastijihva acaba en el ojo derecho.

Pusha termina en la oreja derecha, Yashasvini en la oreja izquierda.

Alambusha termina en la boca.

Kuhu está situado encima de los órganos sexuales, Shankini en el muladhara (ano)..."

4.2. Duele vertiginosamente

Así es como describo mi experiencia con relación al dolor, porque la intensidad profunda de la sensación en su totalidad está en capacidad de generar todas las emociones y, de acuerdo a la voluntad e intención propia, pro**mover** el con*centrarse* en una de ellas y quedarse en esta experiencia hasta cuando se decida salir de ella.

En mi caso recuerdo haber sentido la tristeza que luego me llevaba a la sensación de impotencia, también rabia o molestia en muchas ocasiones, así como neutralidad y armonía cuando decido centrarme en la experiencia vital del momento.

De la misma manera, con relación al dolor corporal, en principio lo percibía intenso, complejo y abarcante, al estar implicadas todas las zonas en su conjunto; luego comencé a experimentarlo con mayor intensidad en las zonas que se han ido descontracturando de manera más específica, pasando por diferentes sensaciones cada vez más profundas, al parecer en la medida en la que me acerco al núcleo o al centro en donde se comenzaron a formar las contracturas, que podría describir con palabras como: palpitante, irradiante, punzante, tensionante o adormecedor, que produce además sonidos, en especial en la cabeza y en el cuello, al romperse lo que, al parecer, fue una estructura cristalizada y que me genera la sensación de desprendimiento de capas adheridas, que suenan como si fueran hojas de papel húmedo.

También, desde el comienzo, he percibido una especie de líquido implicado, que al estar concentrado en alguna zona produce mayor dolor, así como adormecimiento después de un lapso manteniendo una postura y que con el paso de los días se convierte en el indicador de que la zona está por descontracturarse, al percibirla con una menor cantidad de este líquido, generando enseguida la sensación de alivio y cierto "cosquilleo".

De nuevo, maravillada y con mucha alegría, recibí por *causa*lidad durante estos días un vídeo acerca de los resultados de las investigaciones recientes acerca de la **fascia**, que aclara y explica este tema de manera satisfactoria, con relación a mi proceso, y que les comparto enseguida (9).

"...La fascia - Un mundo misterioso bajo la piel | DW Documental

*Todos hablan de la fascia, el tejido conectivo oculto que se encuentra interconectado debajo de la piel y que mantiene nuestro cuerpo unido en su interior. Durante mucho tiempo, la fascia era considerada un material de envoltorio sin importancia, fue ignorada por los cirujanos y desechada por los anatomistas. Hoy se sabe que este tejido conectivo envuelve al ser humano con una fina membrana como un segundo cuerpo y abarca todos los órganos internos, incluso a las venas y al cerebro. También se habla de la fascia como un gran **órgano sensorial.***

Reconocidos investigadores de todo el mundo abordan esta cuestión. En Padua, la profesora Carla Stecco revolucionó el mundo de la anatomía con su atlas sobre el sistema fascial. Ella disecciona la fascia toracolumbar, que puede ser la causa del dolor de espalda crónico. El estadounidense Thomas Myers, pionero en la investigación de la fascia, autor de "Anatomy Trains", ofrece información sobre esta enorme red que estabiliza y mantiene erguido al ser humano. Robert Schleip, uno de los principales investigadores alemanes, muestra los efectos de la falta de movimiento sobre el altamente sensible tejido de la fascia. La investigadora Helene Langevin, de Boston, muestra el papel de la fascia en el antiguo método de curación de la acupuntura. Juntos, los científicos llegan a la actual conclusión de que las fibras blancas del tejido conectivo son la causa del dolor y de enfermedades, pero también presentan una alternativa con nuevos métodos de cura.

La fascia envuelve nuestros músculos, tendones, órganos, huesos y está conectada por innumerables líneas desde la cabeza a los pies, de una mano a la otra a través del hombro, e incluso en *espiral* a través del tronco. Si se siente una punzada en un lugar, la causa está en uno completamente diferente.

Los datos recogidos demuestran que la falta de ejercicio y las malas posturas pueden hacer que la fascia se endurezca tanto que incluso oprima los nervios y los músculos, generando un exceso de estructuras de tejido conectivo y por lo tanto una pérdida de función, haciéndose necesario el movimiento regular para mantener la fascia en buen estado, para evitar el que se adhiera y se vuelva rígida.

A través del ejercicio y el estiramiento las inflamaciones y heridas sanan más rápido, generando que los fibroblastos se expandan hasta un 200% y que las células estiradas envíen señales que relajan el tejido, siendo que la rigidez del tejido conectivo es regulada activamente, minuto a minuto, por los fibroblastos y las células influyen en la tensión del tejido de forma activa y dinámica.

Mediante la **acupuntura** los fibroblastos reaccionan y se expanden relajando a su vez los tejidos, al igual que en un estiramiento. **El estiramiento activo, así como la acupuntura, tienen un efecto relajante en las células y por lo tanto en el tejido adherido.**

Estos estudios han demostrado también que las fascias reaccionan de forma completamente independiente de los estímulos musculares o nerviosos, debido a los neurotransmisores encontrados en estas, que **reaccionan no solo a la inflamación sino al estrés *emocional* muy lentamente y a largo plazo desencadenando contracturas y dolor, debido al neurotransmisor TGF, que responde al estrés.**

Si se está tenso durante semanas (o años como en nuestro caso) sin relajación, no son principalmente las fibras musculares las que están tensas, sino que se tensa el tejido facial.

Es la red facial que se extiende por todo el cuerpo la que se ocupa de que tengamos la sensación de **bien estar** en este, de que todo esté en el lugar correcto y nos sostenga, que es a lo que la investigación facial le ha dado el nombre de **biotensegridad**, una red de **tensión interna** que funciona perfecta**mente**.

También a través de la **terapia manual dirigida** las reservas de agua en la fascia se pueden reponer y volver a hacerla flexible. Durante el **masaje** y por el movimiento las fibras de colágeno se re alinean, los fibroblastos producen ácido hialurónico y **el agua vieja se reemplaza por nueva generando que la fascia pueda volver a deslizarse mejor**. Con el masaje se estimula el metabolismo, pero el movimiento propio aporta mucha más dinámica al tejido. Mediante el movimiento propio se llega a un aumento de temperatura, lo que es en sí mismo un estímulo para el metabolismo, porque por cada grado Celsius de calentamiento hay un 1% más de actividad enzimática.

Con ejercicio regular los fibroblastos comienzan la producción de colágeno nuevo en solo tres días y por lo tanto aflojan la fascia enmarañada; sin embargo pueden demorar un año hasta que el tejido adherido se regenere completamente.

También **es importante hacer pausas de dos o tres días** y definir cuán alto debe ser el esfuerzo, para que las células constructoras, los fibroblastos, sean estimulados y se pueda entretejer un nuevo colágeno elástico más joven.

*Siendo que las fascias están atravesadas por innumerables receptores de dolor y que esto hace que el tejido conectivo sea nuestro órgano de percepción más sensible, se ha demostrado a través de estas investigaciones de forma inequívoca que **el estrés afecta directamente el tejido fascial** y es ahí donde **entra en juego el sistema nervioso simpático o toracolumbar.** El sistema simpático es parte del sistema nervioso autónomo; desde el cerebro pasando por la médula espinal, llega a prácticamente todos los órganos. No podemos controlarlo. Cuando estamos estresados se activa y pone nuestro cuerpo en alerta. Luego aumenta el pulso, sudan las manos y tiembla la voz. Si las fibras son estimuladas por el estrés, entonces se liberan sustancias que conducen a la contracción de los vasos sanguíneos, siendo este uno de los mecanismos que podría explicar el por qué del dolor de espalda cuando aumenta el estrés.*

*También para la oncología los resultados de estas investigaciones demuestran que el estiramiento mejora la fibrosis y la inflamación, estando en capacidad de **reducir el desarrollo del cáncer ...***"

Estamos en capacidad entonces de reconocer en este punto que a través de los neuro*transmisores* en la fascia, entre otros, transmitimos a todo el sistema corporal lo que estamos experimentando a nivel mental y emocional, haciendo uso de esta red electromagnética.

4.3. Somos una sola *red*

Articulando y ampliando esta información desde el saber del Yoga, también hago un resumen con relación al vídeo compartido con anterioridad:

"*...Yoga significa unión,* que sustenta todo su conocimiento en el saber de que **la existencia es una sola energía manifestándose en muchas formas** distintas, lo que Albert Einstein demostró y sintetizó en la fórmula E=MC2; todo es la misma energía manifestándose en millones de formas diferentes.

Lo que exhalas ahora mismo los árboles lo inhalan. Lo que ellos exhalan nosotros lo inhalamos. El mecanismo completo de la respiración no solo está en tus pulmones, la parte complementaria está afuera.

Haces parte del universo, eres un suceso más que hace parte de todo lo demás. **Esta *unión* significa que toda la existencia eres tú mismo.** Si esta inclusión se extiende más allá de tu naturaleza física, puedes estar sentado y experimentar a todo el universo en ti mismo, que es lo que significa estar en yoga.

La razón de las posturas, como una antena de un televisor poniéndola en el lugar correcto, es captar toda la información. **Si aprendes a sostener bien tu cuerpo, si sabes cómo sostenerlo correctamente, puedes descargar todo el cosmos en ti.** Esto es Hata Yoga, siendo un medio que te ayuda a llegar a una posición más alta en tu vida.

Cuando te acuestas en una posición horizontal durante unas pocas horas al dormir, **los fluidos lubricantes en las articulaciones tienden a asentarse y dejar de circular,** por lo tanto levantarse, primero, lubrica tus articulaciones, siendo que el movimiento direccional es una forma sencilla de hacer esto.

Las articulaciones poseen una concentración de nódulos energéticos que al activarse hace que todo en el sistema se aliste para la acción.

Tanto el sistema nervioso como el sistema energético se ramifican considerablemente entre los omoplatos y por arriba de estos y es por esta razón que **es muy importante mantener la región del cuello en óptimas condiciones**. Después de tres minutos de estiramiento se puede percibir que se está más alerta y el letargo del cuerpo será completamente eliminado.

También el nivel de **regeneración neuronal** es mayor, **la memoria y la agudeza intelectual** también aumenta.

Yoga Namaskar es un sistema poderoso por sí mismo, **activa la región lumbar de la columna** en una forma tremenda, **trabaja los músculos a lo largo de la columna dándole refuerzo**, de modo que con el envejecimiento **no ocurra compresión en ella, que es lo que causa que los nervios se aprisionen** y, si ya existe daño, la mejor forma de regenerarla sería llevando a cabo esta práctica. Tiene beneficios generales para el cuerpo entero, siendo un proceso muy simple.

Nadi Shuddhi significa, literalmente, limpiar los nadis. Los nadis son canales de energía en el sistema humano. Cuando decimos nadis no estamos hablando de los 72.000, porque estos son solo una ramificación de los dos nadis principales: Pingala, lado derecho, canal de energía +, "masculina"; e Ida, lado izquierdo, canal de energía −, *"femenina".* 36.000 se ramifican a partir de Píngala así como 36.000 a partir de Ida. Esta es la fisiología energética del ser humano.

Básicamente cuando decimos Nadi Shuddhi, estamos hablando de limpiar Pingala e Ida, de modo que **el sistema energético funcione en equilibrio,** siendo que **hay una conexión directa entre tu respiración y tu estructura mental.** Traer equilibrio a tu pensamiento es un paso muy importante que debes dar si quieres traer equilibrio a tu actividad, a tu emoción, a los resultados de tu vida y al impacto que tienes sobre la vida de otras personas.

La ciencia moderna está demostrando que toda la existencia es una sola reverberación. Donde existe una reverberación debe existir un sonido, así pues toda la existencia es un sonido. Los sonidos que son la raíz de esta completa fusión de sonidos son: aa – uu – mm. Sin utilizar tu lengua solo serías capaz de reproducir estos sonidos. Al colocar tu lengua en diferentes posiciones dentro de tu cavidad bucal mezclas estos tres sonidos y produces todos los demás. Si produces estos tres sonidos juntos produces el sonido aum. Estos son los únicos tres sonidos que el sistema puede producir naturalmente. Si los produces cuidadosamente **distintos aspectos de tu cuerpo son activados y energizados.**

Si produces el sonido aa, la reverberación comienza justo debajo del ombligo y se propaga por todo el cuerpo, porque este es el único lugar en donde todos los 72.000 nadis, o canales de energía, se unen y se redistribuyen. Este es el centro de mantenimiento en el cuerpo. Pronunciar el sonido aa fortalece esto.

Si pronuncias el sonido uu, notarás que en el punto donde se une la caja torácica, fluirán las reverberaciones y luego *se moverán hacia arriba. Si pronuncias el sonido mm, verás que las reverberaciones comienzan en la base de la garganta y se propagan generalmente hacia las regiones superiores de tu cuerpo.*

Pronunciar estos tres sonidos tiene beneficios innumerables. Si sufres de cualquier perturbación psicológica, como miedo excesivo, pesadillas o inestabilidad mental o corporal, si tu constitución general es débil o tiendes a enfermarte con mucha frecuencia, particularmente para los niños que tienen desórdenes de atención, pronunciar estos sonidos diariamente durante unos pocos minutos hará una diferencia enorme.

Pronunciar estos tres sonidos fundamentales activa por separado los tres lóbulos de tus pulmones, lo que a su vez activa los tres segmentos básicos del cuerpo; el inferior, el central y el superior, estableciendo la base necesaria para que tu ser tenga **una existencia alegre y placentera**.

Yoga significa unión, unión de todas las polaridades: femenino-masculino, individual-universal, cerebro derecho-izquierdo etc. Al unir las manos une a través de la intención aquello sobre lo que se pone la atención, generando que experimentes **la unidad de tu *ser*.**

Namaskar".

5. Explorando el dolor

5.1. Des*anudando*, desde la medicina bioenergética

(Por la Dra. Adiela Nariño)

Desde la bioenergética, y las especialidades en este ámbito, es importante tener en cuenta que deben hacerse dos movimientos, el primero con relación a la **des *especialización*** y el segundo al de integración. El sentido de des especializar es el de poder integrar todas las especialidades, y el de la especialidad, ver al ser humano desde un espacio integral, proponiendo en este sentido una estrategia integradora y una visión tras disciplinar.

Primero, a través de lo que pueda ser compartido, buscamos mínimos comunes denominadores para tener modelos compatibles, de tal manera que podamos integrar la visión de la acupuntura, la visión ayurvédica, la visión bioenergética, la de la medicina natural y la de la medicina occidental, confirmando así su compatibilidad interdisciplinar.

5.2. Concepto de ciencia

Ojos del mundo

Los tres ojos del mundo con los que debemos mirar la medicina son, primero, el ojo de la carne, el ojo de los sentidos o el ojo de la física, que se refiere a los métodos aplicados a las ciencia tradicionales, es decir, al método científico. Segundo, el ojo de la razón o el ojo del intelecto, que permite la investigación y la experiencia lícita, y tercero el ojo del espíritu, que en nuestro tema está relacionado con la intuición.

La propuesta es entonces ir desde el examen físico hasta la sanación, haciendo el uso adecuado del intelecto, que integre una visión más allá de los ojos de los sentidos e incorpore adecuadamente el ojo de la razón, siendo que, en su conjunto, dan como resultado el ojo de la integridad y el de la intuición, de la sanación u **ojo del** *espíritu*.

Uno de los grandes problemas de la clínica es que no usamos la razón y se habla, de manera no favorable, del intelecto; inconveniente que radica en la utilización inadecuada de la misma, así como la de sus datos, que sugieren ser cruzados para contrastar las informaciones que facilitarán la **toma de decisiones con relación a la terapia adecuada**, que genere una mínima fricción y sin mayores costos.

Estos tres ojos deben incluir el componente científico: Primero que tenga un método, segundo que este método nos lleve hacia una experiencia, y tercero que esa experiencia sea comparable con la de otros sujetos. Si se cumplen estas tres condiciones podemos hablar de una ciencia. De tal manera que podemos hablar de una *ciencia* espiritual.

Esto implica que deben ser incluidas ciertas condiciones:

» *Lo experimental específico del campo respectivo: ponemos una reivindicación de la especialidad, integrando la totalidad.*

» *El contexto psicosocial del ser humano sujeto del abordaje: esta es la parte más importante. Todos los problemas locales son expresiones de problemas sistémicos. No hay problema que no sea sistémico y que no esté dentro de lo sistémico, esto es, lo específicamente humano.*

» *El ser espiritual que da sentido a su propio devenir, es el problema del sentido, de la lección o del significado. Detrás de una retinopatía siempre hay un significado, detrás de una rinitis siempre hay un significado. La pregunta esencial es: ¿Qué sentido tiene todo esto? No sólo de dónde viene sino hacia dónde va, sentido siempre se relaciona con la unidad que es espiritual.*

Esto implica el uso de tecnologías apropiadas que implican un nuevo tipo de herramientas y un nuevo manejo de estas herramientas.

5.3. Alergia y Anergia

La enfermedad se relaciona con el tipo de reacción del organismo a los estímulos nociceptivos, lo que indica la relación entre la respuesta del organismo a la noxa, según la intensidad.

El estudio de la energía y de la alergia es capital. Éstos son los dos extremos en torno a la reactividad fisiológica y energética del organismo, siendo que estos dos extremos están asociados porque no hay energía sin alergia y no hay alergia sin energía. Son dos polos de un mismo sistema. La alergia lo es en múltiples octavas, puede serlo a factores exógenos y endógenos, a condiciones físicas y a condiciones psíquicas, a condiciones químicas y a condiciones emocionales. Alguien que es alérgico a una molécula, es alérgico al espectro electromagnético de emisión de esa misma molécula, es alérgico a todo lo que se le parezca; eso es similia. Puede que alguien que sea alérgico a una molécula, sea también alérgico a la imagen masculina, a la autoridad, al papá y al calor; puede ser alguien que es alérgico al frío, alérgico a la soledad, a la de privación afectiva y no solamente alérgico al frío cuando hace frío.

En cuanto a la energía, un paciente que no responde es un paciente anérgico y el anérgico lo es también al estímulo terapéutico, siendo necesario que podamos rescatar esa reactividad terapéutica. Las fugas energéticas crónicas hacen que el organismo se adapte a esta condición; por ejemplo, ver a una persona caminando que tiene una anemia crónica, con 5 de hemoglobina. El tiempo que tiene esa condición ha generado que se adapte a vivir de esa manera y con esa limitación.

5.4. *Radiación* Ionizante

Cuando no hay reactividad es necesario sospechar radiación ionizante, porque la radiación ionizante contamina o impide la reactividad de la red etérica por dos mecanismos: el primero, por distensión de la red que se amplía y se hace más permeable; entonces todo lo que pasa se fuga o se escapa. Es como un sangrado capilar en capa, pacientes a los que ningún estímulo les dura. Lo más frecuente en nuestro medio es la radiación ionizante o la radiación electromagnética ambiental.

Segundo, las grandes cicatrices, las infecciones crónicas o el estrés sostenido. Por ejemplo, un papá con Alzheimer, o con un accidente cerebro vascular al que hay que manejar durante cuatro, cinco o diez años seguidos; eso funde las suprarrenales, funde todos los sistemas de respuesta o de adaptación al estrés y desencadenando una anergia, siendo necesario considerar esto, porque de allí provienen los fracasos terapéuticos.

5.5. Cortocircuitos *orgánicos*

El cortocircuito orgánico es clave. Es la misma noción de campo interferencia, simplemente lo llamamos cortocircuito desde el punto de vista energético, porque así se comporta y simplemente es un sitio que se desconecta del organismo, que a su vez va desconectando los sistemas de regulación, cada vez con mayor amplitud.

Es necesario ver el campo de interferencia en los tres niveles:

» *Primero a nivel de las ciencias objetivas o a nivel de la materia.*

» *Segundo a nivel de la humanidad, por ejemplo un paciente con un desarraigo, un paciente deportado, un paciente desplazado en una zona de guerra como las nuestras, tiene un campo interferencia en su cuerpo emocional.*

» *Tercero **la pérdida del sentido**, que es un campo de interferencia en el cuerpo mental y que nos desconecta de la trascendencia, de Dios o de la espiritualidad. Por eso la crisis de sentido es tan importante, **siendo el campo de interferencia de mayor continuidad en nuestra cultura**.*

La crisis existencial, que puede deprimir y generar una anergia, no viene del cuerpo físico sino de la manera como procesamos la vida, de **nuestro sentido mismo de *vivir*.**

6. La re-*significación* del dolor

6.1. El dolor, una estrategia biológica *inteligente*

(Dra. Adiela Nariño)

Dolor y sufrimiento se encuentran estrechamente unidos, pero no son lo mismo. El dolor es natural, nos pertenece como el aliento y tiene como fin avisarnos de que algo va mal para ayudar a protegernos de otro daño adicional. No así el sufrimiento, que quizás a pesar de todo, encierre el valioso tesoro de la invitación a la superación y al aprendizaje. El sufrimiento influye en la manera en que el cuerpo percibe el dolor y así a mayor sufrimiento más bajo estará el umbral del dolor y más insoportable se volverá. Al reconocer la intensidad del sufrimiento y recibir el regalo de su aprendizaje, también lo estamos haciendo más tolerable.

¿Representa el dolor una estrategia biológica inteligente, o constituye un error de la evolución? Si el dolor es un lenguaje, será necesario reconocer su significado. El organismo se defiende, se adapta, el dolor crónico hace parte de la estrategia adaptativa del organismo, de su programa. El dolor no se puede abordar simplemente desde el punto de vista local. Es siempre un circuito integrado. No hay dolores locales. Con suerte los analgésicos suprimen parcialmente el dolor pero, además de sus efectos secundarios, **no resuelven el origen de la enfermedad.**

Mientras que el dolor agudo actúa como síntoma y tiene un carácter protector, el dolor crónico es una enfermedad per se y constituye en sí mismo una enfermedad. Cuando el cuerpo se convierte en enemigo, aparece el *re***sentimiento** y la rabia. Cuando la persona identifica la fuente externa del dolor responderá con agresividad e ira, pero cuando el dolor viene de dentro, lo hará a través de la queja y la irritación depresiva.

En los niños que presentan dolor abdominal o de otro tipo en ausencia de una causa que lo explique, se observan elevados niveles de ansiedad y trastornos de ánimo. En ocasiones el propio entorno refuerza la conducta del dolor, cuando padres y profesores liberan al niño de sus responsabilidades, ajenos al carácter multidimensional que ofrece un cuadro complejo donde interactúan las expectativas sobre el dolor, el grado de madurez intelectual y emocional, el carácter del niño y los factores ambientales y valores culturales. El hallazgo de ansiedad, depresión, aislamiento y baja autoestima es común en estos niños, probablemente fomentados por una estructura familiar rígida, sobre protectora y carente de una forma eficaz de resolución de conflictos.

Las personas que presentan un temperamento especialmente sensible, como ocurre por ejemplo en la fibromialgia, hace a estos pacientes especialmente vulnerables al estrés y al trauma, con un acusado aumento de la sensibilidad al dolor, que hasta el más suave estímulo se vuelve doloroso, evidenciando el hecho de **hasta qué punto la experiencia de dolor es compleja e individual, involucrando aspectos sensoriales, emocionales y sociales, presentes y pasados.**

Numerosos estudios han puesto de manifiesto que **la percepción del dolor no se correlaciona tanto con las causas físicas, como sí con los problemas psicológicos subyacentes que arrastra la persona, el grado de estrés, ansiedad o depresión.** Ello justifica la actual concienciación de profesionales y sociedad de ampliar la perspectiva de comprensión y curación de estas lesiones, incluyendo estrategias **cuerpo-mente,** un abordaje bio-psicosocial, así como la importancia de prestar atención al bienestar emocional, el apoyo social y la capacidad de controlar las circunstancias vitales.

La ansiedad, la depresión y el miedo son capaces de incrementar la percepción de intensidad de dolor y viceversa, así como ha sido probado que la mejoría de los síntomas depresivos reduce el dolor, favorece el estado funcional y la calidad de vida, lo que nuevamente resalta la importancia de la psicoterapia y técnicas cuerpo-mente, en el tratamiento integral de estos pacientes.

6.2. El dolor como grito del cuerpo

Alrededor de un 12% de los adultos sufre dolor crónico. No podemos olvidar que **el cuerpo constituye el principal soporte del psiquismo y la identidad**, y por tanto también de la percepción del dolor. La psicosomática aclara la relación existente entre los conflictos psíquicos y el cuerpo doliente. **El ruido de órganos y sus funciones no permanecen ajenos al flujo de conciencia.** Quizás en nuestra condescendencia y acomodo no apreciamos la labor callada del órgano que no molesta ni perturba la expresión cognitiva y emocional, el despliegue de la creatividad y una vida sin interferencias. Pero una queja amarga aparece cuando el fallo de su función nos priva de la libertad de pensar y sentir, que antes, en su pleno disfrute, no apreciamos.

El sonar de los órganos, la escucha de su mensaje cifrado que alerta del dolor de los huesos como expresión del miedo, del dolor de corazón y la tristeza, del dolor biliar y del hígado ligado a la rabia, a la ira y la agresividad, así como el dolor digestivo de lo indigesto en mi vida etc. Es el llamado de la enfermedad codificada, expresándose a través de la función biológica del órgano. El síntoma como mensaje en busca de una solución.

El dolor no es un objeto sino que pertenece al sujeto, a lo subjetivo, a la experiencia afectiva que traduce la fisiología en conciencia y significado. El dolor es la señal por excelencia que traduce el grito del órgano enfermo, **es la llamada de la conciencia que reclama la atención de todo el aparato psíquico alrededor del punto de dolor, en busca de significado**. El dolor físico como llamado y vuelta al propio individuo, como ejercicio de interiorización, como ejercicio de reconocimiento de la propia identidad y la imagen. El papel del dolor como grito cuando no se escuchan otras señales más sutiles. El dolor como pregunta, un interrogatorio despiadado al que es preciso encontrar respuesta.

La injusticia del dolor se recrea haciendo al individuo asocial. Le impide formar parte del grupo y le aleja de la pareja, los hijos, la familia y el grupo. Rompe los vínculos con el exterior para apuntar de forma urgente y exigente a la experiencia interior, abrasadora y punzante, sin piedad ni consideración. Y llegados al extremo rompe también los vínculos religiosos o espirituales preexistentes y todas las grandes verdades sostenidas, hasta el momento en que se desmoronan ante la devastadora amplitud de sus estragos. Las emociones se diluyen y desaparece el conocimiento, el intelecto, el afecto, el juicio, la amistad y el amor. El dolor hace aflorar la fragilidad y la debilidad y produce angustia y hace surgir el miedo. La estrategia del dolor como maestro obsesivo y exigente del presente es apagar el futuro y borrar el pasado. El dolor conduce a la depresión a través de uno de sus caminos más seguros: la pérdida de control sobre uno mismo y el entorno, la enajenación, la indefensión y el desvalimiento.

La mayoría de expertos abogan porque es preciso abandonar la falsa idea del dolor bienhechor y se muestran rotundos a la hora de afirmar que el dolor carece de sentido alguno. Arguyen que el dolor raras veces dignifica o ennoblece, sino que suele ser destructivo física, psicológica y socialmente. Que siempre es inútil, empobrece al hombre y hace del espíritu más luminoso un ser acorralado, replegado sobre sí mismo y concentrado sobre su mal. Sin embargo, y por más ciertas que sean esas afirmaciones, no evitan que una ciencia sin sujeto no tenga objeto. La experiencia del dolor es única de la persona y pertenece de lleno al ámbito del sentimiento del sujeto. Alentados por los aparentes avances tecnológicos vivimos como grandes consumidores de analgésicos, silenciando las llamadas de **un cuerpo que nos grita en pos de escucha y atención.**

Instrumentalizamos la vida y el ser al servicio de la productividad y lo superficial, alejándonos del significado, la dimensión profunda de las cosas y la conciencia. El dolor corporal produce una hiperestesia, una sensibilización a todos los niveles, también emocionales. Numerosos pensadores han reclamado el hecho que el dolor agudiza la conciencia y da profundidad y significado a la experiencia, supone el abandono del deseo y la conexión con el presente, un aquí y ahora concentrado en el punto de máximo dolor.

En condiciones extremas el dolor puede llevar al colapso, que pone en marcha los mecanismos de seguridad que acompañan la insoportabilidad, siendo entonces posible alcanzar elevadas cotas de conocimiento y la emergencia de estados no ordinarios de conciencia y experiencias transpersonales.

Es el otro lado del espejo, **el dolor como foco de iluminación, de lucidez y expansión de la** *conciencia*.

La forma en que nos relacionamos con el dolor dice mucho de nosotros mismos. A pesar de que cuando aparece absorbe toda la energía y nada más tiene valor, y su ruido apaga el funcionamiento de la mente y se convierte en el gran usurpador de la identidad del sujeto; sin embargo también el dolor devuelve al ser al territorio de la conciencia, **despierta una sensibilidad inigualable**, con una agudeza extraordinaria sobre cosas que de otra forma no podríamos percibir.

6.3. Mirando de *frente* al dolor

Cuando el dolor ataca la identidad, destruye la integridad y rebasa el límite de tolerancia, ni siquiera una mente entrenada y poderosa es capaz de contener e integrar el dolor. Solo cabe intentar la transformación del dolor. El dolor no es incompatible con la alegría. Podrías morirte, pero que mueras con alegría; que te duela, pero **que te duela con alegría**. Existe una actitud positiva ante el sufrimiento y el dolor.

Nuestra sociedad y nuestra ciencia olvidan que todos los dolores crónicos se corticalizan y se fomenta el escape, no la resistencia; la paliación, no la contemplación; el uso de fármacos no el autocontrol. Hay dos grandes actitudes ante el dolor y el sufrimiento: intentar alejarlos de la conciencia o pretender dominarlos. Al tratar de eliminar la conciencia de dolor, con técnicas y procedimientos cognitivos de «distracción», se pretende «aislar» el componente sensorial del dolor, para convertirlo en un fenómeno objetivo que pueda ser contemplado, desproveerlo de su carga emocional y convertirlo en percepción pura. Por otro lado, asumiendo actitudes positivas frente a la experiencia de dolor, se pretende enseñar al paciente a vivir con dolor, controlar su vida, modificar ideas erróneas y abandonar conductas des adaptativas. Lo que se propone es el descarte de ideas negativas de desesperanza y adoptar un papel activo frente al dolor inevitable. Cuando esto se consigue y la persona empieza a vivir con normalidad, "como si" no tuviera dolor, la experiencia misma del dolor disminuye o desaparece. Al conseguir conservar la calma y afrontar el dolor sin alterarse, tener sosiego, el hombre se encuentra consigo mismo, lo que significa el auténtico triunfo sobre la alteración o el enajenamiento.

Si asumimos la falta de sentido del sufrimiento y que el dolor crónico no puede ser comprendido, quizás esta misma falta de sentido se convierta, paradójicamente, en el sentido del dolor, un sentido existencial que exige una *respuesta*.

Lejos de esquemas pasados morbosos de sufrimiento, luchando contra todo aquello que disminuya al hombre, incluyendo la enfermedad y el dolor, aparece un nuevo horizonte más allá del dilema entre la lucha y la aceptación. Resistir en pie frente a un enemigo más fuerte, mantenerse firme frente a la adversidad es una vía, si no de resolución, sí de disolución del monstruo amenazante y el modo de llegar a ser plenamente humanos. Se trata de una actitud de coraje frente al sufrimiento, soportar la mirada de la fiera sin pestañear, aceptar la vulnerabilidad como fortaleza, entregando el cuerpo y el alma en el empeño. **Dotar al sufrimiento de sentido a través del acto de la trascendencia que supone entregarse a la experiencia sin reservas, sin nada que ocultar, sin nada que temer, en una entrega absoluta y** *generosa.*

7. Sanando el cuerpo y el alma

Comienzo este capítulo con una frase inspiradora de *Louise Huber*, especialista en psicología astrológica, con la intención de aportar una visión adicional que, desde mi parecer, integra, complementa y aclara tanto los conceptos que hemos visto hasta aquí, como los propios del *saber ser*, quien se expresa haciendo uso de la intuición o sentir.

"que el dolor de tu vida se convierta en tu luz" (10).

Como lo describe tanto **Bruno** como **Louise Huber** en su libro: El reloj de la vida, el punto de la edad y las fases de la vida en el horóscopo (11), que forma parte de una serie acerca del mismo tema y que vamos a abordar enseguida, esta especialidad es un medio que facilita comprender el proceso de transformación del ser humano de manera integral, claramente también a nivel psicológico, usando como medio las diferentes situaciones que se presentan a lo largo de las fases o ciclos de la vida relacionados con la edad y que, en este caso, la psicología astrológica planteada por ellos aborda y explica haciendo uso de un método relativamente nuevo llamado: "la progresión de la edad", para profundizar en este camino vital.

Aquí puedo aportar, desde mi saber y experiencia *individual* en la fase en la que me encuentro, que llegamos a esta experiencia vital, o nacemos, con una configuración específica que permanece en estado de cambio y evolución; es decir que, de manera continua, estamos re**configurando**, ampliando o expandiendo nuestro estado de consciencia, trans**formando** el contenido y la forma a lo largo de la vida, haciendo uso de las diferentes situaciones que se nos presentan, entre ellas la enfermedad.

Integrando los diversos enfoques y planteamientos con relación al sentido de este escenario de experiencia de dolor, tanto esta especialidad como su metodología ha sido de mucha utilidad, al lograr conectar y *reunir* todos los conceptos de manera natural porque, por un lado, facilita comprender la manera en la que en el momento exacto de nacimiento con*figuramos* unos "escenarios" para facilitar expresar la experiencia previa, o nuestro **saber ser**, *reunido* en los datos o información contenida también en nuestro ADN, que plantea una experiencia de vida para su desarrollo y expansión, que puede "interpretarse", como una partitura musical, por medio de la estructura de la carta natal y que de inmediato asocié de manera clara con los *nadis*, así como con la red de tensión interna o de bio*tensegridad*, que abordamos en el capítulo 4.

Con relación a la información que plantea mi carta natal comparada, con ayuda de la Dra. *Adiela Nariño*, con la de otras personas reconocidas a nivel colectivo, quienes han hablado de pasar por el mismo proceso de fibromialgia, pude comprobar la implicación, en primer lugar, del planeta Saturno, que representa al cuerpo de acuerdo a esta metodología, en procesos de "rendimiento o intensidad". Esta información la ampliaré más adelante para podernos concentrar, por otro lado, en la importancia del ciclo de la vida y la temática de esta, visto desde el aporte del método de "la progresión de la edad", resumen que comparto en los siguientes gráficos y en el texto que continúa debajo de estos, que también puedes consultar de manera directa en su libro y descargar de manera gratuita, así como toda la serie.

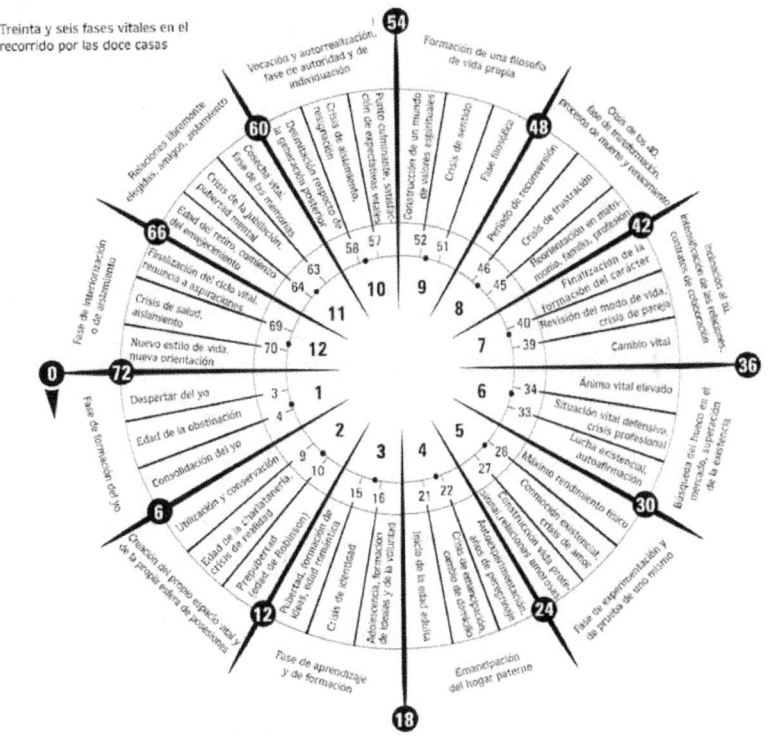

Casas tu, Casas yo (12)

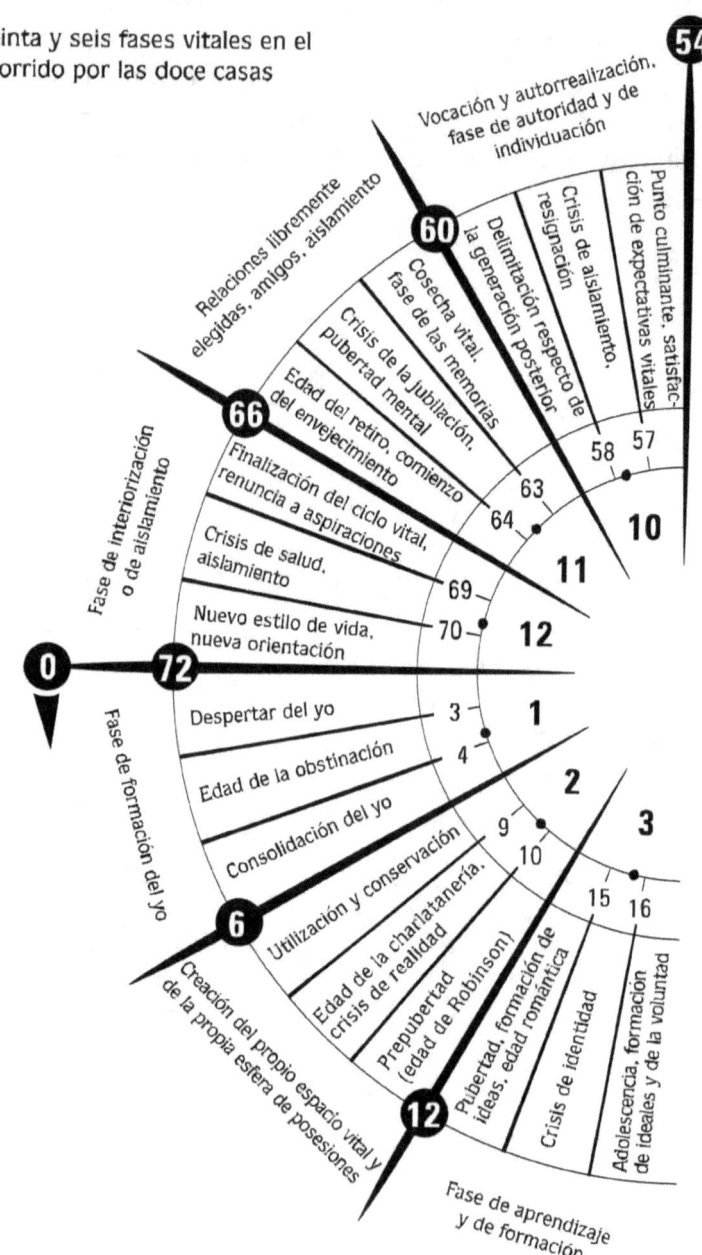

Treinta y seis fases vitales en el recorrido por las doce casas

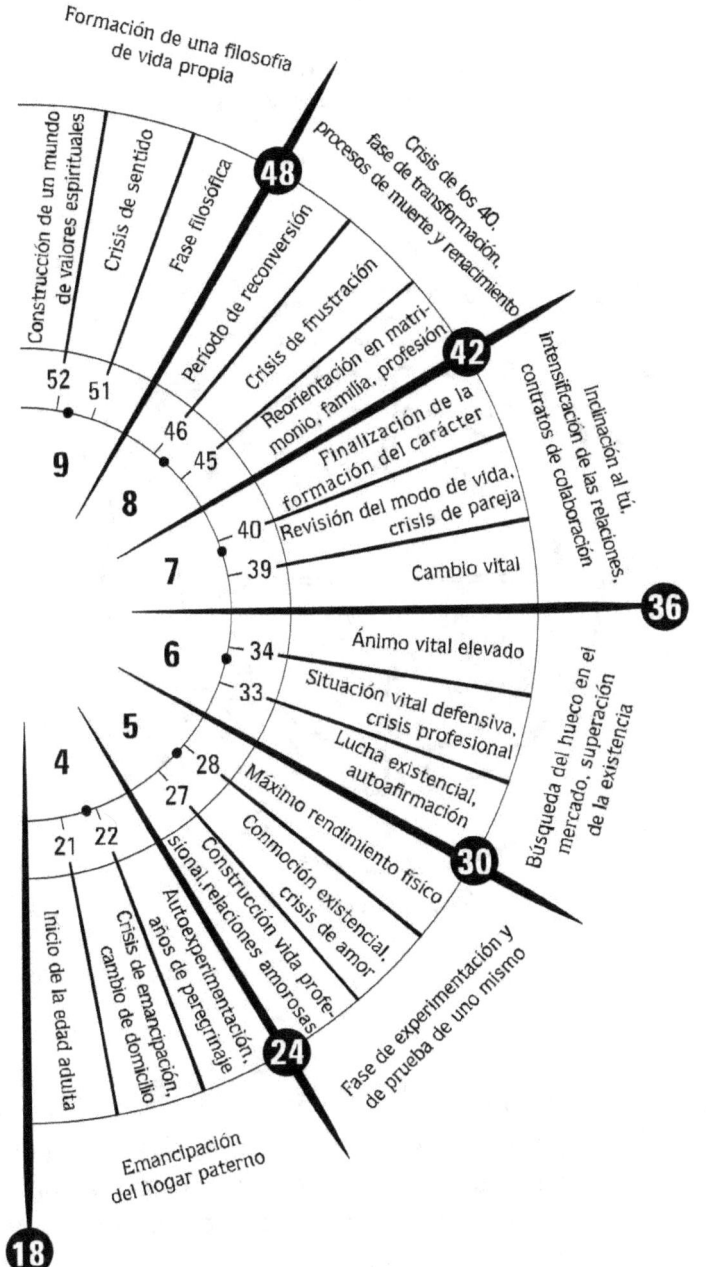

División del horóscopo en diferentes fases vitales

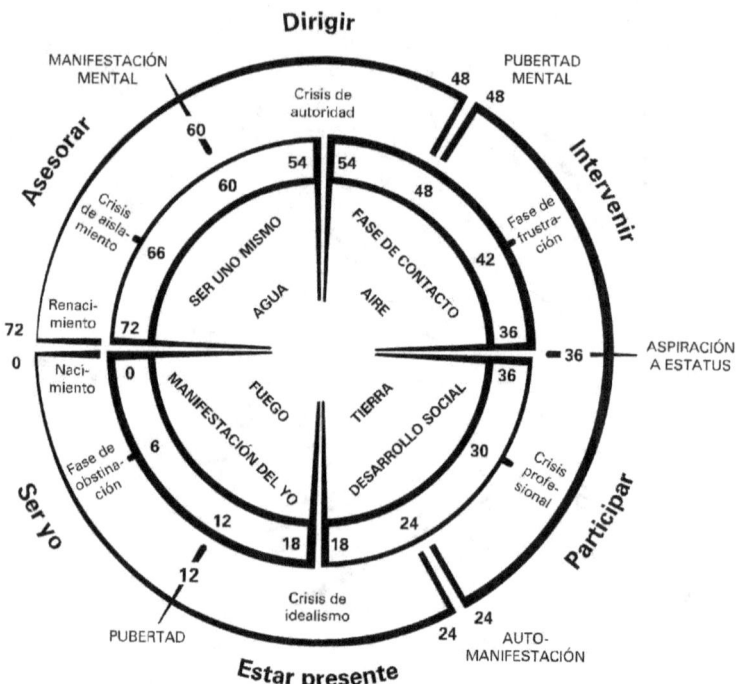

Fases vitales (13)

Con relación a mi proceso, estando en la segunda etapa de los 46 años y relacionada con la casa 8, hago el siguiente resumen que evidencia el proceso de transformación vital, en mi caso mediante el escenario de la enfermedad, que te invito a consultar de manera específica en el libro:

"... En la casa 8 (pasiva) debemos experimentar cómo reacciona el entorno ante nuestros esfuerzos por intervenir con nuestra opinión en el mundo. El entorno también opina y se forma una idea de nosotros. Somos juzgados, clasificados y, tal vez, incluso condenados, dependiendo de cual haya sido nuestro comportamiento y nuestra integración en la estructura social. La repentina intensificación del deseo de libertad y la necesidad de recuperar el tiempo perdido que surge ante la aparición de las primeras señales de envejecimiento nos conducen a intentar desentendernos de nuestras obligaciones sociales, muchas veces de modo patético. Esto constituye el primer paso de este intento de hacer las cosas que no hicimos en su momento (primera fase de recuperación del tiempo perdido). p. 238-239.

Casa 8

Fase de transformación, procesos de muerte y renacimiento

De los 42 a los 45 años

Reorientación en el matrimonio, la familia y la profesión

En esta fase de la vida suelen producirse cambios decisivos en los ámbitos profesional y privado. Los propios hijos, lentamente, se van independizando. La madre deja de ser necesaria como "encargada de gestionar las provisiones para satisfacer las necesidades corporales" y el padre ya no tiene que ejercer la función de orientar a sus hijos, es decir, los padres quedan liberados de sus responsabilidades con respecto a los hijos. Esto hace que, de repente, se produzca una liberación de energías psíquicas que habrá que invertir en el logro de otros objetivos. Algunas mujeres regresan a su profesión, algunos hombres adoptan posiciones activas en asociaciones o en política, etc. **En este momento empezamos a interrogarnos seriamente sobre el sentido de la vida.**

De los 45 a los 46 años

"Crisis de los 40", frustración

Si tomamos la vida del ser humano (que, según un ciclo completo de la PE en el horóscopo son 72 años) y le aplicamos la clave 1 año = 1º, obtenemos un todo de una extensión de 72º. Si, a continuación, calculamos la posición del punto de reposo de esta sección, vemos que se encuentra entre los 44º y los 45º, es decir, entre los 44 y los 45 años. Según la progresión de la edad, este punto de transformación se encuentra en la casa 8. En consecuencia, el PR de la casa 8 es también el PR de toda la vida. La descripción de esta casa como **"casa de la muerte"** (descripción recibida de la tradición) **indica que ésta es la más difícil de todas las casas.** En el PR de la casa 8 **suelen producirse las sacudidas y las crisis más intensas de toda nuestra vida.** En este período, algo que hasta ahora había existido debe morir y, a veces, esto se manifiesta de forma drástica: por ejemplo, con un cambio de trabajo, de pareja, de residencia, una separación matrimonial, etc. En muchos casos, en la persona surge el deseo de cambiar pero, por razones internas o externas, esto se ve muy dificultado. De ahí que se produzca una considerable frustración.

De los 46 a los 48 años

Período de reconversión

Estadísticamente, en esta fase se produce el mayor número de suicidios. En estos años, **a través del dolor tomamos conciencia de las situaciones forzadas y de los callejones sin salida en que nos hemos ido metiendo a lo largo de los años.** Muchas personas se sienten atascadas y desean liberarse de las condiciones que las aprisionan. El afán de libertad se ve estimulado por el acercamiento gradual al MC. De todos modos, quien considere que se encuentra en una vía muerta y no vea ninguna posibilidad de futuro puede pensar en un final prematuro de su vida. Entre los 46 y los 48 años tenemos la última oportunidad favorable para **orientarnos hacia valores espirituales más elevados**. En este momento debemos reconocer que en la vida hay valores más importantes que el dinero, las posesiones y el status que, si bien nos facilitan la existencia, de ninguna manera garantizan la felicidad. p. 286-287.

Procesos de aprendizaje en la casa 8

Edad 42-48

Cambio del modo de vida. **Procesos de muerte y renacimiento.** Posición social. Tendencia a asegurar la existencia con rutinas.

El sentido de este período que abarca de los 42 a los 48 años de edad reside en estabilizar nuestra posición y nuestra situación existencial en la sociedad, al mismo tiempo que empezamos a dedicarnos a cuestiones espirituales.

En cierto modo, **tenemos que crearnos un espacio para llenarlo con cosas beneficiosas para nuestra alma.** *La mejor forma de hacerlo es aprovechar la inercia de lo que hemos conseguido hasta el momento, de manera que asegure nuestra existencia y garantice la estabilización de nuestros ingresos. Ahora podemos guardar algo para nuestras reservas y vivir, en cierto sentido, de los esfuerzos realizados en el pasado. Esto nos permite dedicar más tiempo y más energía a las cuestiones culturales, espirituales o filosóficas.*

La casa de Escorpio siempre ha estado relacionada con herencias, con legados y con los medios y las posesiones del tú. Durante el paso del PE por esta casa obtenemos lo que nos corresponde según lo que hayamos trabajado. Recibimos lo que nos merecemos. En la casa 8, en ocasiones, la sociedad nos ofrece un puesto porque hemos demostrado ser dignos de confianza y tener capacidad de trabajar a conciencia. En cambio, si hemos sido excesivamente frívolos o abusadores de la situación, probablemente perdamos el dinero conseguido, la posición alcanzada o la relación con las personas allegadas.

Debido al fuerte impulso de asegurar la existencia que se produce durante el paso del PE por la casa 8, la reacción natural es la de agarrarse a lo conseguido hasta el momento. Nos oponemos a cualquier tipo de cambio porque buscamos la seguridad en los roles que hemos venido interpretando de forma rutinaria hasta la fecha. Pero si nos aferramos al pasado y a roles "muertos", nos vemos sometidos a los procesos de muerte y renacimiento de la casa de Escorpio. A primera vista esto parece una contradicción, pero forma parte del proceso de transformación por el que, de una u otra forma, todos debemos pasar en este momento de la vida. El paso por la casa 8 nos exige una adaptación *a la realidad de la vida. Esto quiere decir que, por una parte, debemos asegurar la base existencial que hemos alcanzado hasta el momento pero, por otra,* **tenemos que crecer espiritualmente.**

Si no lo hacemos, nuestra actitud materialista y nuestra tendencia a aferrarnos a formas muertas se verán sometidas a **un proceso de purificación** *en el que se producirán pérdidas de todo tipo. Todo lo que queramos retener nos será arrebatado. Todo un mundo puede derrumbarse de repente para que pueda surgir otro completamente nuevo.*

En este sentido, es interesante destacar que el punto de reposo del sistema zodiacal cae precisamente en Escorpio (a los 12,5º). Esto explica la común utilización del término "casa de la muerte" para referirse a la casa 8. Con frecuencia, en esta fase de la vida perdemos cosas conseguidas con gran amor y dedicación. Puede tratarse de la muerte de los padres, de la emancipación de los hijos o sencillamente que tengamos que dejar alguna función con la que estemos encariñados. Algunas personas abandonan de repente la carrera que han construido a lo largo de toda su vida o cambian completamente de entorno. p. 288-289

Las crisis de la casa 8 se deben fundamentalmente a dos razones. Por una parte, en el camino hacia el MC (el punto del individuo) buscamos una libertad personal y una independencia cada vez mayores pero **nos encontramos limitados por la situación vital**, *la pareja o la posición social. Por otra parte, debemos reconocer que en nuestra juventud cometimos errores y* **estuvimos demasiado influidos por los patrones de actuación y las normas de comportamiento del colectivo**, *lo que condujo nuestra vida en determinada dirección. Ahora sentimos un intenso deseo de liberarnos de toda esa carga pero también nos* encontramos con muchos deberes y obligaciones de los que no podemos desentendernos fácilmente.

Por ejemplo, con un triángulo de rendimiento como el de la figura adjunta, durante el paso del PE sobre el planeta de la casa 8 se produce un fuerte deseo de abandonarlo todo y **empezar algo completamente nuevo**. Normalmente habremos dejado que la vida o el entorno nos hayan llevado a una situación en la que nos sentimos estancados y, ahora, nos damos cuenta de que no podemos ni debemos permitirlo por más tiempo. Una de las posibles reacciones, especialmente en el PR (entre los 45 y los 46 años), es la resignación. Arriamos velas y perdemos la esperanza que teníamos de llegar a ser alguien especial o de poseer una libertad ilimitada. Nuestras ilusiones se desvanecen y nos rendimos.

Este abandono no debe acabar necesariamente en resignación sino que **puede conducir al nacimiento de la espiritualidad en la persona**. En realidad, el abandono y la renuncia no son más que una transformación de la motivación y un renacimiento en sentido espiritual. La "crisis de los 40" que se produce en la casa 8 no es más que la exigencia psicológica del **eterno proceso de muerte y renacimiento que pretende conducirnos a un nuevo nacimiento interno**.

Los procesos de muerte y renacimiento de la casa 8 no sólo causan una "muerte" sino que también desencadenan un **"renacimiento"**. Esto es algo que debemos recordar en plena crisis, puesto que nos ayudará a avanzar hacia la cúspide de la casa 9." p. 290-291.

En síntesis y como se pudo reconocer al comienzo del capítulo, nos dirigimos hacia un nuevo estado de consciencia.

Retomando el tema acerca del proceso que se puede interpretar en la carta natal y, con relación a los aportes adicionales que en este sentido la Dra. Nariño me compartió junto con algunos conceptos desde el saber de la **biodescodificación** de la enfermedad, agrego los siguientes datos:

Por la Dra. *Adiela Nariño.*

Desde la bio*descodificación*:

Separando la palabra para entender de manera más puntual su significado, la fibromialgia tiene relación con lo siguiente:

- » **Problemas de lazos familiares**: Fibro: lazos - Mio: músculos - Algia: dolor del alma

- » **Placer en atender** pero maltrato por la necesidad de atender o por no sentirse valorado. Muchas veces hay la presencia de un verdugo (pareja, padre, hijos). ¿Eres muy servicial? ¿Dejas de atender tu vida por atender a los demás?

- » **Conflicto de dirección**: no se qué camino tomar y otros critican la toma de decisión.

- » **Conflicto de desvalorización**: me siento desvalorizado por los demás.

- » **Miedo a la muerte simbólica**: Si no me adhiero a las necesidades y requerimientos de los otros puedo perder mi lugar en el clan.

Desde la astrología:

Todos los malestares relacionados con coyunturas, huesos, músculos, tendones, etc., están relacionados con el signo de capricornio, o con aspectos de Saturno, especialmente el sol y la luna, así como también planetas personales en el signo de capricornio.

Esclerosis múltiple, parálisis cerebral, fibromialgia, son de origen capricorniano.

En la carta natal involucra al eje paranoide o eje 2-8, en signos fijos de tierra y agua que buscan la seguridad y consolidar, lo que implica:

» Actitud defensiva.

» Tiende a sentirse perseguido, que alguien le quiere hacer daño o que alguien va contra él.

» Hay una tendencia defensiva.

» Su ansiedad está basada en que necesita protegerse, saliendo al ataque.

» Eje que se basa en el dar y recibir.

» Necesidad de reconocimiento del entorno o de ser valorado por los demás.

Comparando las cartas natales en general se observa:

» Tendencia a tener estructura de aspectos diagonal, es decir, necesidad de integrar dos aspectos que se experimentan como opuestos.

» Saturno con aspectos rojos, es decir, de rendimiento que se siente como conflicto, o demanda del entorno.

» Mercurio puede también estar irritado.

» Franco predominio del eje paranoide.

Sol	Cardinal	Voluntad y poder
Luna	Mutable	Amor y contacto
Saturno	Fija	Seguridad y persistencia

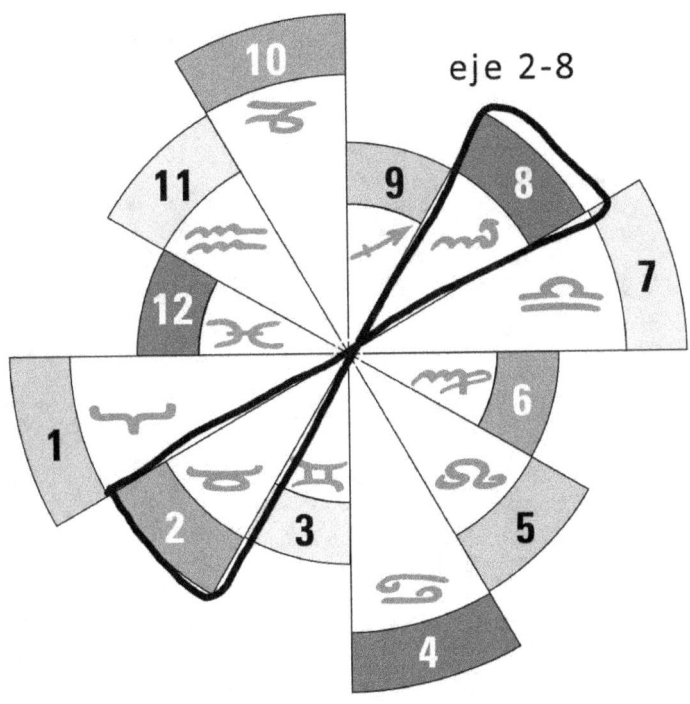

Eje paranoide 2-8

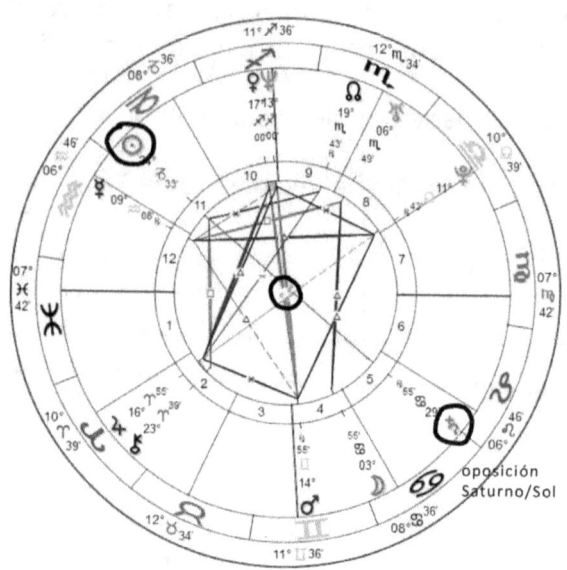

Carta natal Carolina Bohórquez

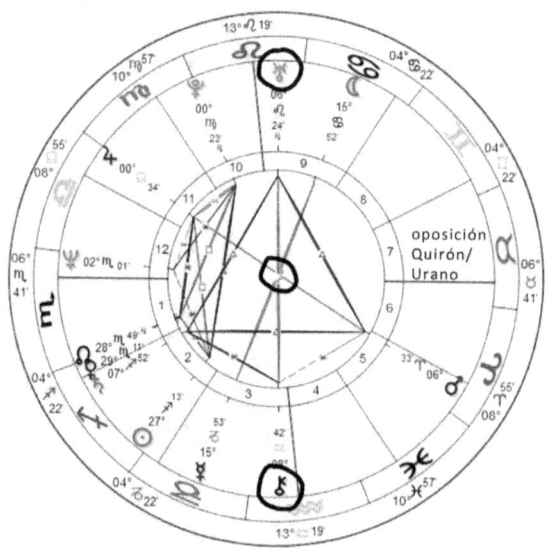

Carta natal 1

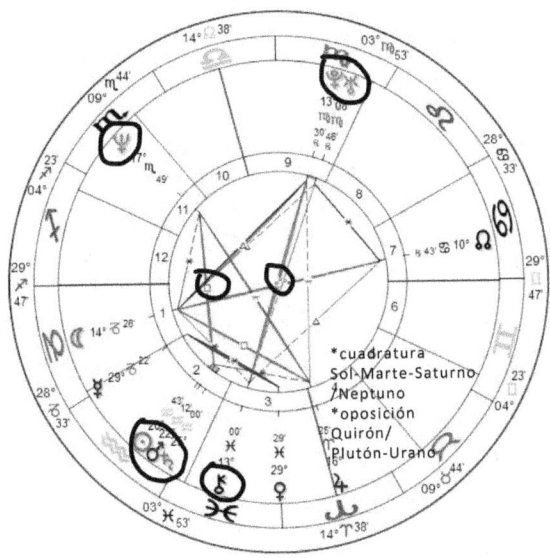

Carta natal 2

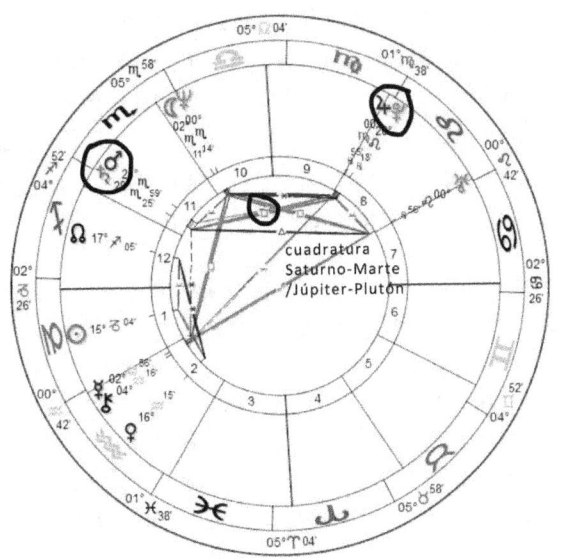

Carta natal 3

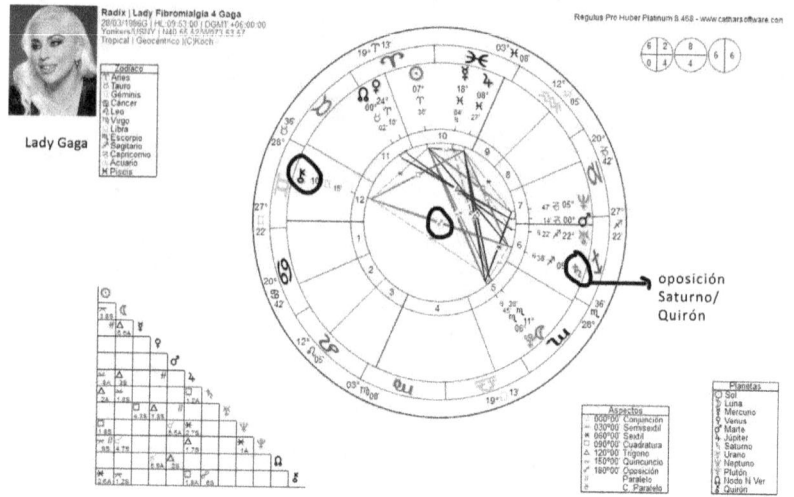

Carta natal Lady Gaga

También, de manera resumida y como una manera de introducir el siguiente capítulo, les comparto la síntesis de las conclusiones a las que había llegado, antes de poder *reunir* los enfoques detallados hasta este punto, al enlazar mi propia experiencia del proceso con la información que encontré en diferentes videos acerca del **proceso** espiritual y desde la biodescodificación de la enfermedad:

» Lo que se manifiesta a nivel físico comienza como un desajuste energético, que proviene de una disonancia en la vibración. Si la vibración cambia su sintonía, genera disonancia, aglomeraciones o "nudos" haciendo que, a nivel energético, la polaridad cambie de + a -, rompiendo la estructura a nivel molecular que es lo que se experimenta como "enfermedad".

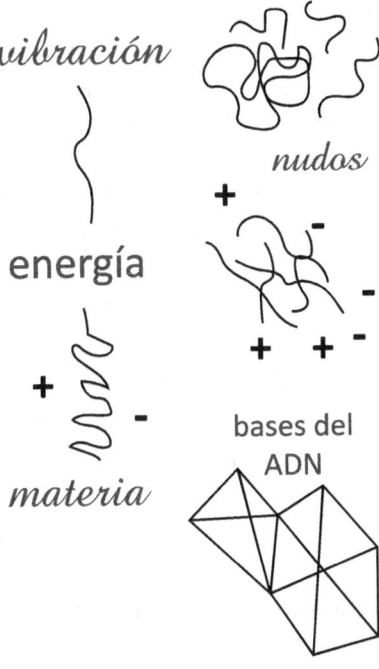

» La enfermedad es entonces un proceso alquímico en busca del **sentido mayor**.

» Entendiendo que la fibromialgia se manifiesta por medio del dolor musculo esquelético que afecta al sistema nervioso, desde la bio*descodificación* puede interpretarse como un dolor muy profundo con relación a las propias bases, estructura, principios, directrices, fundamentos o sostén, sintiéndose **desestimado** en su capacidad de raciocinio para estructurar cosas que sean fructíferas o de beneficio.

» La fibromialgia es un proceso en el tiempo que se desarrolla tras las reiteradas emociones o **resentimientos**, que a nivel de impulsos o pulsaciones electromagnéticas fueron dando la orden al tejido facial de contraerse, "aprisionando" el sistema nervioso que es lo que produce la percepción sobredimensionada del dolor, para evitar moverse a generar cosas que se consideran poco fructíferas, de *bien estar* y dolorosas.

» El ámbito externo de la enfermedad es la proyección o la manifestación del proceso interno, es decir, de la raíz, la causa y **la motivación consciente o inconsciente interna**.

» La **in-*vita*-ción** es precisamente al llamado interno a la vida, respons**abil**izándome de mi propia experiencia de ella, es decir, co*rrespondiéndole* habil*mente*.

» La san**a**ción comienza entonces en la re*interpretación* de los dados; del con*tenido* y de la causa, es decir, en la ***meta*morfosis y en la Me-edita-ción**.

» La san**a**ción se produce al recordar el sentido y dirección, es decir, al evidenciar que toda mi experiencia vital ha facilitado el **re*conocimiento*** y la exploración de todos mis aspectos, mi potencial y mi ***saber ser***, que pro*mueve* mi evolución y **expansión de consciencia**.

8. Re-*conociendo* el valor del sentido

Es entonces evidente que nuestro cuerpo manifiesta la necesidad de llevar a cabo el cambio y la transformación inminente para finalizar esa etapa y continuar con la evolución desde un nuevo estado de consciencia, es decir, *morir* para re*nacer*.

El siguiente fragmento tomado de las páginas 220 a la 225 de El libro de los secretos, de Deepak Chopra (14), describe de forma detallada este evento, en especial a nivel celular:

*"... El fenómeno se llama **apoptosis**. Esta extraña palabra, completamente nueva para mí, nos lleva a un profundo viaje místico. Al volver de él, encontré que mis percepciones sobre la vida y la muerte cambiaron. Al consultar apoptosis en una fuente de internet, obtuve 357.000 entradas, y la primera de ellas definía la palabra en tono bíblico: "Para cada célula hay un tiempo para vivir y un tiempo para morir".*

*La apoptosis es la muerte programada de las células, y aunque no nos damos cuenta, todos morimos diariamente, de manera puntual, para mantenernos vivos. **Las células mueren porque quieren hacerlo**. Una célula invierte minuciosamente el proceso de nacimiento: se encoge, destruye sus proteínas básicas y desmonta su propio*

ADN. En su superficie aparecen burbujas cuando abre sus puertas al mundo exterior y expele todas las sustancias químicas vitales, que serán devoradas por glóbulos blancos cual si fueran microbios invasores. Cuando el proceso está terminado, la célula se ha disuelto sin dejar rastro.

Es imposible no sentirse conmovido por este detallado relato del sacrificio tan cuidadoso y metódico de una célula. No obstante, la parte mística está todavía por venir. La apoptosis no es, como podría suponerse, un método para deshacerse de células enfermas o viejas. **El proceso nos dio la vida.** En el vientre materno todos atravesamos etapas primitivas de desarrollo en las que tuvimos colas de renacuajo, branquias de pez, membranas entre los dedos y, por increíble que parezca, demasiadas neuronas. La apoptosis se hizo cargo de estos vestigios indeseables. En el caso del cerebro, el bebé recién nacido establece las conexiones neuronales necesarias eliminando el tejido cerebral excesivo con el que todos nacemos. (Lo neurólogos que sorprendieron al descubrir que el momento en que nuestro cerebro cuenta con un mayor número de células es al nacer, y que éstas deben reducirse por millones para que la inteligencia más elevada pueda tejer su delicada red de conexiones. Durante mucho tiempo se pensó que la muerte neuronal constituía un proceso patológico relacionado con el envejecimiento, pero ahora todo el asunto debe reconsiderarse.)

No obstante, la apoptosis no termina en el vientre materno. Nuestros cuerpos siguen prosperando gracias a la muerte. Las células inmunes que tragan y consumen a las bacterias invasoras se volverían contra los tejidos del cuerpo si no provocaran la muerte entre sí y se volvieran contra ellas mismas con los mismos venenos utilizados con los invasores. Cuando una célula detecta que su ADN está dañado o es defectuoso, sabe que el cuerpo padecería si ese defecto se transmitiera.

Por fortuna, **cada célula porta un gene tóxico conocido como p53 que puede activar para provocarse la muerte.**

Estos casos son apenas una mínima muestra. Los anatomistas saben desde hace mucho que las células de la piel mueren en unos pocos días, que las células de la retina, de la sangre y el estómago también tienen programadas vidas cortas para que sus tejidos puedan reponerse rápidamente. Cada una muere por una razón específica. Las células de la piel deben mudarse para que ésta se mantenga flexible y no se convierta en una rígida armadura; las células del estómago mueren en la potente combustión química que digiere los alimentos.

La muerte no puede ser nuestra enemiga si hemos dependido de ella desde que estábamos en el vientre materno. Considera esta paradoja: el cuerpo es capaz de repudiar la muerte y producir células que vivan por siempre. Estas no secretan p53 cuando detectan defectos en su ADN. Por el contrario; renuentes a dictar su propia sentencia de muerte, estas células rebeldes se dividen de manera incesante e invasora. **El cáncer,** la más temida de las enfermedades, **resulta del repudio del cuerpo a la muerte, mientras que el suicidio programado es su boleto de vida.** Ésta es las paradojas de la vida y la muerte encaradas frente a frente. **La idea mística de morir cada día resulta el hecho más concreto del cuerpo.**

Esto significa que **somos sumamente sensibles al equilibrio de las fuerzas positivas y negativas, y cuando este equilibrio se pierde, la respuesta natural es la muerte.** Nietzsche señaló que los seres humanos son las únicas criaturas que deben ser exhortadas a permanecer con vida. Él no podía saber que es literalmente cierto. Las células reciben señales positivas que les dan la instrucción de permanecer vivas, sustancias químicas llamadas factores de crecimiento e interleukin -2. **Si estas señales positivas dejan de enviarse, la célula pierde su voluntad de vivir.** Como el beso de la muerte en la mafia, la célula puede recibir mensajeros que se adhieren a sus receptores externos para anunciarle que la muerte ha llegado. De hecho, a estos mensajeros químicos se les conoce como "activadores de la muerte".

Meses después de escribir este párrafo, conocí a un profesor de medicina en Harvard, quien descubrió un hecho sorprendente. Hay una sustancia en las células cancerígenas que activa nuevos vasos sanguíneos para proveerse de alimento. La investigación médica se ha concentrado en descubrir cómo bloquear esta sustancia desconocida de manera que los tumores carezcan de alimento y mueran. El profesor descubrió que la sustancia exactamente opuesta provoca toxemia en las mujeres embarazadas, la cual puede ser letal. "¿Se da cuenta de lo que esto significa?", dijo profundamente admirado. "**El cuerpo** puede liberar sustancias químicas **haciendo malabarismos con la vida y la muerte**, pero **la ciencia ha ignorado** totalmente **a quien realiza los malabarismos**. "¿No es cierto que **el secreto de la salud reside en esa parte de nosotros**, y no en las sustancias químicas utilizadas?" El hecho de que **la conciencia pudiera ser el ingrediente faltante**, el factor X tras bambalinas, vino a él como una revelación...

... Creo que la apoptosis nos rescata del miedo. La muerte de una sola célula no afecta al cuerpo. **Lo que cuenta no es el acto sino el plan: un proyecto global controla el equilibrio de señales positivas y negativas a las que todas** *las células responden. El plan está más allá del tiempo porque se remonta a la construcción misma del tiempo. El plan va más allá del espacio porque está en cada lugar del cuerpo y en ninguno a la vez. Cada célula se lleva consigo el plan cuando muere, pero aun así, el plan sobrevive."*

Entonces podemos *reconocer* que todo está relacionado formando una unidad, es decir, que de manera *individual* cada uno *conformamos* la totalidad y que, estando unidos a la fuente origen de donde provenimos, llevamos a cabo y *correspondemos* al mismo proyecto, plan o desarrollo de consciencia en expansión y evolución, siendo cada uno del *nosotros* el factor de cambio.

Es decir que *tú* eres el factor de cambio y que *yo* soy el factor de cambio **+** o **-**, que se suma en cada instante al estado de consciencia colectiva y de **saber ser** en continúa *reconfiguración.*

9. Habitando mi cuerpo en *armonía*

Re*interpretando* nuestra percepción con relación a la falta de valor, aportando a nuestro proceso de san**a**ción y abordando así las conclusiones de este libro, podemos evidenciar el papel funda*mental* que de manera indivi*dual* cada uno re**presentamos**, que *tú* representas, re*conociendo* el aporte vital desde cada saber ser, sustentado en la experiencia.

En este ejercicio de concientización y llevando a cabo este proceso de re*conocimiento* indivi*dual*, mientras veía el recorrido de las figuras de aspectos en la carta del momento de mi nacimiento, se me ocurrió ir colocando fotografías en cada casa, que representaban para mí ese momento y punto de la edad.

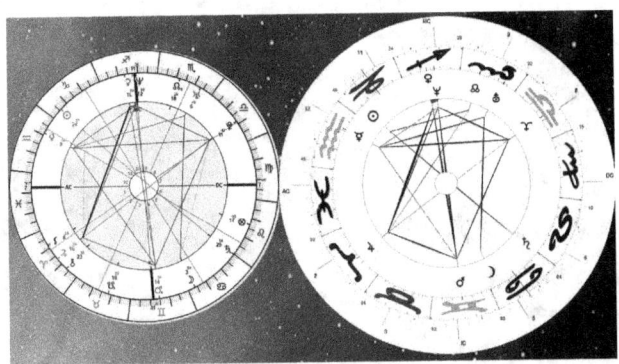

Haciendo el recorrido visual en su totalidad, así como cada detalle, fue maravilloso y sorprendente ver la manera en la que cada uno de esos eventos o sucesos están interrelacionados entre sí, de la misma manera como lo están con el sentido mayor, propósito o dirección en general.

Al terminar el ejercicio y comparando las dos cartas, tuve la sensación de estar "tomando una radiografía" o, de manera más puntual, una "imagen*grafía*" de todo el sentido y dirección del recorrido de mi *saber ser* expresándose en esos escenarios de la vida; imágenes que comparto debajo, con el fin de que sean de utilidad y una in*vita*ción de sana *acción* para ti.

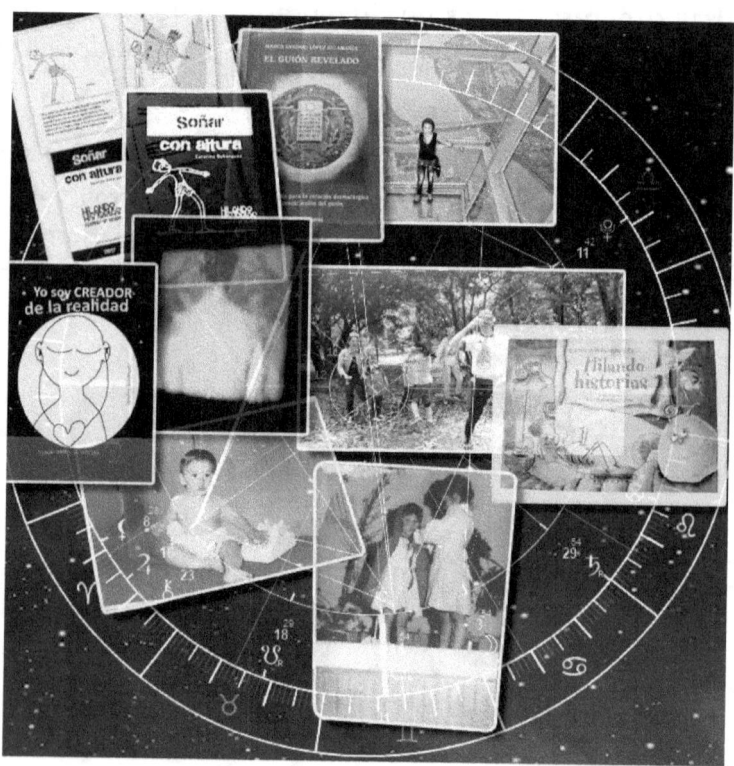

En este sentido la astrología resultó ser un medio útil y facilitador en mi proceso de *auto*conocimiento, así como los que abordamos a lo largo del libro, porque, al no hacer uso de ella como una herramienta de predicción, me ayudó a re*conocer* todo el potencial y capacidad de crear eventos de manera consciente o inconsciente, en resonancia con la in*tención* e *inter*acción + o − con el medio; es decir, de acuerdo a nuestra voluntad, elección y determinación.

9.1. Habitándome y expresando mi *ser*

Conclusiones

Puedo contarte en este momento, por un lado, que me alegró mucho poder terminar una caminata de tres horas, que hace unos años no había podido finalizar. También, con relación a mi cuerpo y el habitarlo, me sentí invitada a dejarlo descansar hace unas dos semanas porque el dolor fue intenso y lo sentía inflamado, retomando la actividad física hace un par de días y a mi ritmo, porque los movimientos cada vez más lentos me facilitan el estiramiento.

Este escenario me ayudó a re*conocer* el cómo, en algún momento, me había *auto*impuesto ciertas actividades que además asumí como responsabilidades a llevar a cabo en un límite de tiempo, para luego sí permitirme dedicar un lapso a lo que disfruto; situación que requería cierta velocidad y *rendimiento*.

Ahora re*conociéndome* **me rindo al fluir natural de la expresión origen de mi *ser*,** siendo esta también mi invitación para ti, siendo *tu y yo* la *totalidad*.

Gracias infinitas

... Así que te agradezco de manera infinita, como infinita es nuestra capacidad de crear, por tu apertura, tu disposición y tu voluntad *cooperativa* sanadora, compartiéndote este último video que recibí justo ayer, acerca de la experiencia del dolor desde la gestación y su valor como medio de trans*formación*, del astrólogo Pablo Flores (15) que, al igual que los demás recursos mencionados a lo largo de la lectura, puedes consultar en el enlace detallado en las referencias bibliográficas.

Recreándonos

Para concluir y de acuerdo a la intención manifiesta a lo largo de este com*partir* de ser un medio facilitador del rec*onocimiento* de toda nuestra capacidad generadora, recordemos entonces que somos creadores en potencia tanto de **bien** *estar* como de lo contrario, así como de los eventos que lo pro*mueven* y facilitan **de acuerdo** y en concordancia a la in*tención*, voluntad y determinación consciente o inconsciente, siendo este libro el medio que elegiste, a manera de in*vita*ción, para tomar una **sana** acción y re *alinearte*, estando ahora conscientes de que morimos para **re-surgir** y **re-suscitar** nuevas experiencias de expresión; es decir, de **rec*reación***.

Por ello y con todo mi amor mi deseo para ti es:

Que tu dolor se convierta en tu luz y que tu luz permanezca

rec*reándose*.

Referencias bibliográficas

1. Miguel Delibes (1).

2. Adfm. Asociación divulgación fibromialgia. Guía de Debut en Fibromialgia [Internet]. Fibro.info. 2015 [citado el 6 de septiembre de 2022]. Disponible en: https://fibro.info/guia-de-debut-en-fibromialgia/

3. Miguel Delibes (3).

4. Bourbeau L. Escucha a tu cuerpo. 6ta ed. Málaga: Sirio; 2011.

5. Bourbeau L. Obedece a tu cuerpo. 9na ed. Málaga: Sirio.

6. Fight Time Tv. TAI CHI ONLINE | CLASE 4 | Movimiento en casa [Internet]. 2020 [citado el 7 de septiembre de 2022]. Disponible en: https://youtu.be/nmr2bKUwYx0

7. Sadhguru Español. Isha Foundation. Prácticas de Isha Upa Yoga (Spanish/Español): Aprende yoga en línea [Internet]. 2018 [citado el 7 de septiembre de 2022]. Disponible en: https://youtu.be/8y8fn7gjHxo

8. Gaia. Puig C. Los nadis: Canales energéticos del cuerpo [Internet]. 2013 [citado el 8 de septiembre de 2022]. Disponible en: https://www.gaia.com/es/article/los-nadis-canales-energeticos-del-cuerpo

9. bioconectiva. Anatomía Viva. La fascia - Un mundo misterioso bajo la piel | DW Documental [Internet]. 2018 [citado 8 de septiembre de 2022]. Disponible en: https://youtu.be/euDVh--UYyU

10. Louise Huber (10).

11. Huber B, Huber L, El reloj de la vida: el punto de la edad y las fases de la vida en el horóscopo. España: API Ediciones, S.L.; 2003. Disponible en: www.api-ediciones.com

12. Huber B, Huber L, casas tu.jpg casas yo.jpg. El reloj de la vida: el punto de la edad y las fases de la vida en el horóscopo [Gráfico]. España: API Ediciones, S.L.; 2003. Disponible en: www.api-ediciones.com

13. Huber B, Huber L, fases vitales.jpg. El reloj de la vida: el punto de la edad y las fases de la vida en el horóscopo [Gráfico]. España: API Ediciones, S.L.; 2003. Disponible en: www.api-ediciones.com

14. Chopra D, El libro de los secretos. 1ra ed. Bogotá; 2005.

15. Pablo Flores. Quirón y Plutón: las claves de la evolución de nuestro Ego [Internet]. 2020 [citado el 6 de octubre de 2022]. Disponible en: https://youtu.be/XPleYW5zk9c

Otros *títulos*

- » Ángeles, arcángeles, maestros
- » Como es arriba es abajo
- » El poder de mi corazón
- » El susurro del ángel Raziel
- » Elijo sentir lo que elijo
- » Lo *indi-visible* de la vida y lo *humano*
- » Los principios del multiverso
- » Mi campo de luz arcoíris
- » Mi diseño súper humano
- » Mi misión estelar
- » Mi misión: ¡ser completamente feliz!
- » Mi relación con todo
- » Mi ritmo natural

- » Mi yo dimensional cuántico
- » Mis poderes estelares
- » Yo soy creador de la realidad
- » Yo soy sonido, luz y forma I
- » Yo soy sonido, luz y forma II

Infinita y uni*versal*

2022

infinitayuniversal@gmail.com

carolinabohorquezes@gmail.com

www.ingramcontent.com/pod-product-compliance
Lightning Source LLC
Chambersburg PA
CBHW070258220526
45465CB00004B/1652